Higiene pecuaria y su aplicacion

Isabelino Pérez Jiménez

Ana Bertha Lezama Delfin

ISBN: 9798861324984

Sello: Independently published

DEDICATORIA

Dedico este libro a quienes han confiado en mí, especialmente a mis hijos; Hugo Armando, Ana Isabel, Alejandro I, Inohemí y Sarah.

A mis apreciados colaboradores, Leslie Nadhelly, Ana Bertha, de quienes he tenido su apoyo permanente y decidido en todos los proyectos.

A mis jóvenes estudiantes del Tecnológico Nacional de México campus Zona Olmeca de la Villa Ocuiltzapotlán, Centro, Tabasco, México, a quienes deseo que sea de utilidad y a la vez, sirva de manual, donde puedan animarse a emprender en la producción animal aplicando los preceptos básicos de la higiene pecuaria.

ENLACES DE CONTACTO CON EL

MAESTRO ISABELINO PÉREZ JIMÉNEZ

Tecnológico Nacional de México campus Zona Olmeca

https://zolmeca.tecnm.mx/

isabelino.pj@zolmeca.tecnm.mx

https://web.facebook.com/isabelino.pj

isabelinoperezjimenez@gmail.com

https://twitter.com/QuintaPilares?s=09

https://web.facebook.com/Emprendamos-juntos-111791984003998

https://www.instagram.com/departamentosvhsa/

CONTENIDO

PROLOGO

El reto más grande en la vida de todo ser humano sigue siendo aprender a hacer algo eficaz con sus emociones, pero las emociones siempre exigen experiencia de vida y, sobre todo, un deseo profundo de compartir lo acontecido; No hay otro modo de que se conciba el aprendizaje y para que este se concrete debe ser compartido.

De esta manera, Isabelino Pérez Jiménez Médico Veterinario Zootecnista y Master en Administración nos transmite parte de sus años recorridos, vivencias y emociones en este manual para la producción pecuaria cuyo propósito es encaminar al pequeño productor, estudiantes y/o familias a satisfacer la necesidad de sentirse respaldados por un manejo integral que les permita el éxito en la explotación y a su vez enseñar a las nuevas generaciones la integración a las políticas de producción cuidando que la producción cárnica sea de forma más saludable.

En base a esta necesidad se ha elaborado este manual de higiene pecuaria para la producción y explotación de los animales domesticos, para conocer paso a paso los requerimientos que se tienen de, sanidad, manejo y equipo, uso de medicina preventiva y bioseguridad de la unidad produccion.

Esperando que este manual te ayude a alcanzar el éxito que tanto anhelas te deseo un excelente viaje por la im´plementacion de la asepsia, en general de la higiene pecuaria.

Higiene pecuaria y su aplicacion

Leslie Nadhelli Rocha López.

CAPÍTULO I

Salud y Enfermedad

Estrictamente hablando, la salud se define como el estado en el que el cuerpo realiza normalmente todas sus funciones naturales.

Por lo tanto, en producción animal, el término se refiere a la salud física del animal, que es un concepto amplio que se refiere no solo a la presencia o ausencia de enfermedades transmisibles, sino también a enfermedades no transmisibles, hacinamiento, estrés, fatiga, nutrición, disponibilidad de agua, temperatura, limpieza, atención y cuidado, vivienda y cualesquiera otros factores que alteren dicha salud física.

En producción animal, el término "enfermedad" puede definirse como un deterioro de la salud o una alteración más o menos severa del funcionamiento normal de un organismo. Hay diferentes tipos de enfermedades. Por lo tanto, las enfermedades infecciosas son causadas por patógenos específicos: virus, bacterias, hongos. Algunas de estas son a su vez contagiosas, es decir, pueden transmitirse directa o directamente a otros animales.

Desarrollo Historico

La historia de la sanidad animal en México se remonta al período de la Conquista, cuando Juan Suárez de Peralta (1538-1613) escribió el Tratado de Albertria en 1580, en el que describía animales y diversas enfermedades. "albéitares", el trabajo de los que se ocupan de las enfermedades, la pezuña, la cría y el cuidado en general de los caballos y "otros animales salvajes".

A finales del siglo XIX, el México rural inició un proceso de transformación con nuevas formas de producción y una mayor diversificación y aprovechamiento de las actividades pecuarias, lo que incrementó el riesgo de introducción de plagas y enfermedades que no existían en el México rural, revelando la relevancia de animales para la salud y las instituciones académicas y científicas La importancia del desarrollo, que sentó las bases para la creación del primer organismo oficial dedicado al control y combate de enfermedades y plagas.

Con el tiempo, se asentaron las bases a las que se sujetaría la inspección sanitaria y veterinaria de los animales y subproductos de importación y exportación; se establece el fundamento legal que rige la actividad: Ley Federal de Sanidad Animal, asimismo, se reglamentan y fortalecen los servicios de inspección con la profesionalización del personal. Actualmente es el SENASICA, a través de la Dirección General de Salud Animal, el encargado de dar respuesta a los retos sanitarios.

Entre los éxitos en salud animal de México encontramos: Fiebre aftosa erradicada en 1954, estado que se mantiene hasta el día de hoy, Espirulina bovina confirmada en 1991 gracias a la técnica de la mosca estéril, erradicación de la peste porcina clásica (2012 2009) ha llevado a un aumento gradual significativo en exportaciones de productos porcinos a países tan lejanos como Japón, China y Corea.

Actualmente, México es uno de los cinco países reconocidos por la Organización Mundial de Sanidad Animal (OIE) como libres de seis de las enfermedades animales más devastadoras: Fiebre Aftosa, Peste Equina Africana, Peste de los Pequeños Rumiantes, Peste Porcina Clásica, y Perineumonía Contagiosa Bovina. y encefalopatía espongiforme bovina. Se ha autodeclarado ante la OIE proporcionando las evidencias del cumplimiento de las directrices de los Código Sanitario para los animales terrestres- de durina, muermo, miasis, aviar en las aves de corral y peste porcina africana.

Clasificacion de las Causas de Enfermedad

Una enfermedad es una alteración más o menos grave en la salud de un animal o planta. Este cambio se debe a razones internas y externas.

Etiología: Tratamiento de la causa de una enfermedad.

Patógeno: Una causa específica de enfermedad.

En general, las enfermedades se pueden clasificar según su etiología:

Externo

Estos últimos ocurren todos fuera del cuerpo, como heridas, úlceras, peste, etc. Todos los factores en torno a los animales, especialmente su alimentación y entorno (clima, viento, humedad, temperatura, etc.). Un ejemplo es donde los animales se enferman porque se mantienen sin protección de techo o piso. En esos casos, contraen la gripe por exposición al viento, la lluvia o un trío directo. O, por ejemplo, cuando tienen diarrea porque no se limpió el lugar donde estaban los animales, y luego comen tierra, y se llenan de parásitos que provocan que los animales "crezcan" flacos y feos.

- Agentes físicos, químicos, mecánicos, orgánicos y biológicos.
- Agentes Fisicos.
- Factores como, ionizantes, clima, temperatura, alteraciones en los alimentos.
- Luz, electricidad, radiaciones, clima, temperatura.
- Agentes Quimicos (Toxicos Alimentos).
- Venenos y toxinas en general.

Las toxinas son sustancias químicas nocivas producidas por células animales o microorganismos. Un veneno se define como una sustancia química dañina para los animales, cuya fuente es una planta cultivada o cosechada, o la sustancia ha sido tratada química o biológicamente. De hecho, estos términos se usan indistintamente, por lo que es razonable discutirlos como un todo. Las enfermedades causadas por toxinas se llaman toxemias.

Las toxinas generalmente se pueden dividir en dos categorías: 1) toxinas antigénicas producidas por bacterias u otros microorganismos y 2) toxinas metabólicas producidas por células animales (cuerpos cetónicos producidos por el hígado).

Las toxinas antigénicas suelen ser proteínas que promueven la producción de anticuerpos en animales.

La enterotoxemia en ovejas causada por Clostridium perfringens tipo D es una enfermedad causada por toxinas antigénicas. La cetosis en la vaca o la oveja, a su vez, es causada por toxinas metabólicas.

El metabolismo insuficiente o la falta de carbohidratos da como resultado un catabolismo masivo de la grasa almacenada para obtener energía. En consecuencia, los productos finales de este catabolismo (cuerpos cetónicos) se acumulan y se vuelven tóxicos para los animales. Las plantas de rápido crecimiento o las plantas cuyo crecimiento puede verse interrumpido por heladas tempranas o altos niveles de nitrato en el material vegetal cosechado durante períodos de rápido crecimiento pueden causar envenenamiento. El nitrato es un paso intermedio en la producción de proteínas y, en un período determinado, grandes cantidades de nitrato están presentes en las plantas de rápido crecimiento. Las heladas o la cosecha pueden evitar que las plantas conviertan el nitrato en proteína. La toxicidad ocurre cuando el nitrato se convierte en nitrito en el rumen, antes de que los microorganismos puedan incorporar eficientemente el nitrito en las proteínas microbianas. una gran cantidad de compuestos orgánicos e inorgánicos han sido responsabilizados por la intoxicación o el envenenamiento del ganado.

Los más importantes son:

Inorgánicos, Orgánicos, Plomo, Ácido cianhídrico (prúsico), Mercurio, Nitratos o nitritos Arsénico, Oxalato, Cobre, Bifenol, policlorado (PCB), Molibdeno, Alcaloides, Flúor, Aceites esenciales, Cloruro de Sodio, Selenio, Zinc, Azufre.

Agentes Vivos Patogenos

Enfermedad Infecciosa

Una serie de cambios provocados por la presencia y actividad de microorganismos patógenos (bacterias, hongos, virus) en el organismo animal y la respuesta a la misma.

Los agentes causantes de enfermedades en las granjas se caracterizan como infecciosos (vivos o no vivos) y no infecciosos (abióticos o no vivos).

Los patógenos no transmisibles incluyen desequilibrios nutricionales, estrés ambiental y toxicidad química causada por pesticidas y contaminantes del aire.

Los patógenos más comunes en las granjas son los hongos, pero también son importantes las bacterias y los nematodos.

Las enfermedades causadas por micoplasmas y virus a menudo no se informan, principalmente porque son difíciles de detectar.

Internos

Son las que se desarrollan en el interior del organismo, las que se relacionan con las características del animal, como su raza, su especie, sexo, edad, constitución (si es flaco, gordo, fuerte, débil), y factores genéticos, disposición fisiológica, neoplasias o tumores y secreciones internas.

Está determinado por un conjunto de características morfológicas, fisiológicas y psicológicas que caracterizan a un organismo, dotándolo de la capacidad de responder a estímulos externos.

Trastornos congénitos y genéticos

Factores genéticos: En cuanto a la patología, muchos factores se transmiten a través de los genes, factores malos.

Predisposiciones fisiológicas: Intervienen como causas internas de enfermedad. Por ejemplo, las vacas lecheras pueden ser susceptibles a la mastitis.

Tumores o neoplasias: Son la causa interna de una enfermedad, como algunos cánceres, a veces de causa desconocida.

Condiciones físicas

La clasificación de la condición corporal tiene una alta correlación con el porcentaje de grasa corporal.

También es un mejor indicador que las mediciones de la relación peso-altura o incluso las mediciones de grasa subcutánea.

Las condiciones físicas se clasifican en diferentes escalas, pero todas se basan en la observación de rasgos similares.

Defectos y Excesos en Función

Se manifiestan desde un mal comportamiento productivo o ciertos defectos estructurales, hasta enfermedades semimortales o fatales. Muchos de estos se deben a causas genéticas, otros se deben al efecto del medio ambiente o a las interacciones entre el genotipo de un animal y su entorno de desarrollo. Aunque es muy raro, todas las razas nacen con el defecto; sin embargo, puede ocurrir con la suficiente frecuencia como para causar pérdidas económicas. Estas son anomalías estructurales o funcionales, generalmente presentes al nacer, que pueden ser responsables de la pérdida masiva de terneros desde poco antes del nacimiento o hasta poco después del nacimiento; estos defectos se manifiestan como anomalías en el hueso, la forma y la función del cuerpo. Algunos defectos congénitos pueden manifestarse de formas menos obvias, desde la absorción prematura y la muerte prematura de los embriones hasta tener un comportamiento en general pobre, retrasos en el crecimiento e ineficiencia productiva, con vigor, fertilidad y longevidad reducidos.

CAPITULO II

Epidemiologia

Los estudios epidemiológicos inciden en los procesos de salud y enfermedad de las poblaciones. Está interesado en comprender las características de las poblaciones afectadas, cómo se distribuyen geográfica y temporalmente los eventos de salud y enfermedad, con qué frecuencia ocurren y cuáles son las causas o factores asociados a su ocurrencia. La palabra "epidemiología" proviene del griego, "epi" significa arriba, "demos" significa personas y "logos" significa investigación o artículo. Esto significa que la epidemiología es el estudio de personas o comunidades en relación con los procesos de salud y enfermedad.

El concepto de salud como concepto positivo significa más que la ausencia de enfermedad. Según la Organización Mundial de la Salud, la salud es el estado de bienestar físico, mental y social determinado por factores y/o marcadores (género, edad, nivel educativo, empleo, ingresos económicos, etc.) que se consideran determinantes del estado de salud o de Enfermedad. Tal vez, la función más importante de la Epidemiología es determinar la frecuencia y las tendencias de exposición a factores o marcadores que se asocian con daño o enfermedad.

Un marcador de riesgo es un atributo que se asocia con un mayor riesgo de desarrollar una enfermedad y no se puede modificar (porque no se puede evitar la exposición al marcador). En cambio, la presencia de factores de riesgo puede controlarse y prevenirse antes de que se desarrolle la enfermedad. Cuando una persona está expuesta a un factor de riesgo y enferma, decimos que está perdió la salud.

Exposición a este factor. Algunos autores consideran que los grupos expuestos a determinados factores constituyen grupos de riesgo o poblaciones en riesgo. Sin embargo, otros argumentan que se debe considerar la susceptibilidad de cada individuo al desarrollo de la enfermedad además de importar la exposición al factor, por lo que prefieren definir **Población en Riesgo** como la presencia de una enfermedad o evento en una población de mayor riesgo, ya sea por una mayor susceptibilidad a la enfermedad o la presencia de un determinado factor, o bien, ambas condiciones.

En resumen, hay tres determinantes principales del proceso de enfermedad en salud: quién, dónde y cuándo. Sus atributos o características pueden ser factores de riesgo o marcadores que "determinan" la ocurrencia de un evento, enfermedad o condición de salud. Es por esto que cada vez que nos enfrentamos a un evento de naturaleza desconocida, nos preguntamos quién, dónde y cuándo ocurrió el evento de salud o enfermedad.

Por ejemplo, los atributos que pueden servir como marcadores o factores de riesgo están en una "persona" decisiva: género, edad, raza, estado nutricional, nivel educativo, ingreso económico; en un "lugar" decisivo: ubicación geográfica, latitud, clima y en a: estacionalidad, tiempo de evolución o momento de ocurrencia de un evento. En resumen, conocer y comprender tiene lugar en ciertas poblaciones requieren descripción y análisis del contexto en el que ocurren.

Definicion de epidemiologia

Tradicionalmente, la epidemiología estudia los factores que causan o están asociados con la enfermedad, así como el estudio de la prevalencia, incidencia y distribución de las enfermedades que afectan a las poblaciones, con el objetivo de identificar las formas de enfermedad que las previenen y controlan.

Una vez que se han identificado los determinantes del inicio y la progresión de la enfermedad o el mantenimiento del estado de salud, la epidemiología puede evaluar la necesidad de atención y recursos y medir la eficacia de las medidas tomadas. Si la define la OMS, la salud se considera "un estado de completo bienestar físico, mental y social (y no solamente la ausencia de enfermedad o degeneración) que permite al organismo adaptarse y funcionar adecuadamente, teniendo en cuenta las condiciones a las que está sujeto. "efectos de las condiciones ecológicas y los factores ambientales" es claro que una comprensión sistemática de lo que los procesos de Salud y Enfermedad que afectan a la población requerirá del aporte de diversas disciplinas (ecología, sociología, medicina, biología, antropología, etc.).

El carácter interdisciplinario de la epidemiología tiene que ver con la construcción de conocimiento de todo el entorno o contexto en el que se desarrollan los problemas de salud (no solo las enfermedades) para comprenderlos y prestar servicios de salud más eficaces, eficientes y equitativos. en algún lugar. En resumen, la epidemiología puede identificar necesidades, problemas de salud asociados, causas de nuevos síndromes; medir riesgos asociados a exposiciones peligrosas; determinar efectividad de medidas preventivas o tratamientos; determinar necesidades y uso de servicios de salud y (Enfermeria, 2011) tendencias; evaluar el impacto de las mismas y otras actividades sobre las personas, el medio ambiente y las condiciones de vida, y proporcionando métodos que permitan obtener información fiable y válida que sea de utilidad para otros campos de la ciencia y la salud.

Campo Epidemiologico

La epidemiología de campo se caracteriza por su enfoque en la intervención para controlar la enfermedad. Esta intervención también debe tener lugar lo antes posible. La información y la acción se obtienen "sobre el terreno", sobre el terreno, es decir, en las zonas afectadas. La práctica triunfa sobre la teoría, que debe tener un carácter "aplicado", como proclama el programa de formación español y su inspiración americana. Es el polo opuesto de algún tipo de epidemiología producida por universidades e instituciones de investigación, que puede proporcionar información separada de la acción, especialmente la acción inmediata. Su práctica se centra en la vigilancia epidemiológica y la investigación y control de brotes.

La epidemiología social es la rama de la epidemiología que estudia la distribución social y los determinantes sociales de las condiciones de salud. Según algunos autores, el término epidemiología social es una escandalosa redundancia, ya que lo social-colectivo ya está contenido tanto en el designativo (demos) como en el objeto del conocimiento de la ciencia epidemiológica. Tiene la vocación de proporcionar información útil sobre qué políticas públicas aumentan o disminuyen las desigualdades en la salud. Es el polo opuesto de la epidemiología dominante, que opera con factores de riesgo individuales, desconsidera las variables sociales (clase social, ingresos, educación, etnia, país de origen, etc.) y aboga por una «despolitización» de la práctica. La epidemiología social está centrada fundamentalmente en los estudios sobre desigualdades sociales en salud, sobre todo a partir de la comparación de la distribución de indicadores, como salud percibida, mortalidad, prevalencia de factores de riesgo individuales de enfermedades crónicas o tumoreso prevalencia de enfermedades mentales, con la distribución de indicadores de posición socioeconómica e incluso con los diferentes contextos sociopolíticos.

Conceptos Epidemiologicos Basicos

La prevalencia mide el número de casos nuevos y antiguos de una enfermedad en una población durante un tiempo o período determinado. Es la probabilidad de contraer una determinada enfermedad.

La tasa de incidencia cuantifica la frecuencia con la que se registran nuevos casos de una enfermedad en una población. es la probabilidad de enfermarse.

Para medir la frecuencia de los eventos fatales utilizamos las tasas de mortalidad, que relacionan el número de muertes (a) con el total de la población en riesgo de morir (a+b), expresado como una razón (a/a+b).

Para medir la letalidad relativa de una enfermedad, utilizamos la tasa de letalidad, que relaciona el número de muertes por una enfermedad en particular (a) con el número total de pacientes por la misma causa (a+b). Se expresa como una relación (a/a+b).

Endémica es la ocurrencia de una enfermedad en una comunidad con una frecuencia normal, predicha o esperada. Cuando la frecuencia es normal pero el nivel es muy alto, lo llamamos Hiperendemia. Cuando la frecuencia excede claramente lo esperado, hablamos de Epidemia.

Un brote epidémico es un número mayor al anticipado de casos de una enfermedad que involucra a una población limitada, un período corto de tiempo y un área geográfica reducida, a menudo con una fuente común de infección.

Una pandemia es una epidemia con un alcance muy grande.

Un factor de riesgo es una característica o atributo presente en un individuo o población que determina que es más probable que experimente un evento adverso para la salud que otros individuos o poblaciones que no existen.

Un agente infeccioso es un microorganismo (virus, bacteria, etc.) capaz de producir una infección o enfermedad infecciosa. Una fuente de infección es una persona, animal, objeto o sustancia a partir de la cual se transmite un agente infeccioso a un huésped.

Por contacto entendemos una persona o animal que puede infectarse con un agente infeccioso debido a la relación con otra persona, animal o el entorno contaminado.

Un portador es una persona o animal que porta un agente infeccioso específico de una enfermedad, no muestra síntomas o signos clínicos de la enfermedad y constituye una fuente potencial de infección para otros humanos o animales.

El período de incubación o período de incubación es el tiempo transcurrido entre la exposición de un huésped susceptible a un agente infeccioso y el desarrollo de síntomas y signos clínicos detectables de la enfermedad.

La incidencia es la incidencia registrada durante un determinado brote patológico, relacionando el número de casos con la población expuesta a riesgo. Cuando esté interesado en medir la morbilidad entre las personas que por alguna razón conviven con un paciente, utilice la tasa de morbilidad secundaria, que es la relación entre el número de casos nuevos resultantes del contacto con el caso primario y el número total de casos primarios. Los datos de contacto son lo mismo.

Una curva epidémica es una representación gráfica del número de casos en una epidemia de acuerdo con la fecha de la aparición de la enfermedad.

Puede proporcionar información sobre el patrón de propagación de la epidemia, su tamaño, si hay casos aislados, la tendencia de la epidemia en el tiempo, el período de incubación y el tipo de origen de la enfermedad.

La susceptibilidad es la probabilidad de que una persona o un animal desarrolle una enfermedad debido a la exposición a un agente infeccioso porque no tiene resistencia ni inmunidad. La resistencia es el conjunto de mecanismos corporales utilizados para defenderse de la invasión o reproducción de un agente infeccioso, o de los efectos nocivos de sus productos tóxicos. Es un fenómeno natural y no equivale a inmunidad. La inmunidad es la condición en la que un ser humano o un animal posee anticuerpos protectores específicos o mecanismos de defensa celular debido a una infección o inmunización previa, lo que dificulta la lucha contra la enfermedad. La inmunidad puede ser de origen natural (infección o enfermedad previas) o artificial (inmunización previa).

La Cuarentena es la restricción de las actividades de personas sanas que han estado expuestas a otras personas con una enfermedad transmisible, durante un periodo de tiempo por lo menos igual al máximo periodo de incubación de la enfermedad, a fin de evitar la transmisión de ésta durante ese periodo.

Parametros Poblacionales

Una población es un grupo de organismos de la misma especie que ocupan un espacio específico en un momento específico.

El valor de un parámetro de población generalmente se desconoce, pero se puede estimar a partir de estadísticas obtenidas de una muestra aleatoria extraída de la población; esta estadística se denomina estimador puntual del parámetro. Un estimador puntual es insesgado cuando la media de sus valores en todas las muestras posibles coincide con el valor del parámetro poblacional. Por ejemplo, la media, la diferencia de medias o la proporción en la muestra son estimadores puntuales no sesgados de la media, la diferencia de medias o la proporción de la población, respectivamente.

Dado que el valor de un estimador puntual varía de una muestra a otra, no es suficiente usarlo para inferir un parámetro de población. La estadística inferencial permite establecer un intervalo de confianza, que es un rango de valores en los que tiene un parámetro poblacional con una cierta probabilidad.

La probabilidad elegida libremente por el investigador se denomina nivel de confianza, que se representa con el símbolo (1-a), donde la probabilidad a se denomina nivel de significancia. Ambos corresponden al área bajo la curva de la función de densidad de probabilidad, o en términos analíticos, la integral definida sobre ella. Esta función de densidad debe representar la distribución del estimador puntual en la muestra, es decir, su distribución muestral. Como vimos antes, bajo ciertas condiciones, las medias, las diferencias de medias y las proporciones siguen distribuciones de muestreo normales.

- Abundancia: El número de organismos en una población.
- Tasa de natalidad: Reproducción de la población.

- Mortalidad: La muerte de un organismo en una población.
- Migración: La llegada de organismos a áreas ocupadas por organismos.
- Evacuación: El organismo se retira del área ocupada por una población.

Patrones Temporales de Presentacion de la Enfermedad

Los patrones temporales de enfermedad se pueden clasificar como endémicos, epidémicos y esporádicos.

El término endémica tiene dos significados, describe la persistencia de una enfermedad en una población y la frecuencia normal con la que ocurre en una población. El término connota un estado constante de presentación, un nivel de prevalencia que a menudo es predecible si se comprende bien la enfermedad. La prevalencia de las manifestaciones de la enfermedad corresponde a un nivel de frecuencia de manifestación superior al esperado. Las manifestaciones esporádicas corresponden a manifestaciones irregulares o aleatorias de la enfermedad, observándose un solo caso o grupo de casos. Una epidemia se considera una pandemia cuando se propaga ampliamente y afecta a una gran parte de la población y es probable que muchos países se vean afectados (Thrusfield, 2005).

Brote

Según la Organización Internacional para las Epizootias (OIE), un brote es la aparición de uno o más casos en una unidad epidemiológica. Se considera como caso un animal acuático infectado con un agente patógeno con o sin signos clínicos, por otro lado, una unidad epidemiológica designa elementos que pueden ser identificados individualmente. Se trata de un concepto genérico que se emplea para describir, por ejemplo, los miembros de una población o los elementos seleccionados al realizar el muestreo. En estos contextos, los ejemplos de unidades van desde los animales individuales a los estanques, redes, jaulas, viveros, pueblos, distritos.

Patrones Espaciales de Presentacion de la Enfermedad

Factores ambientales clave tales como: Influir en la presencia, el desarrollo, la actividad y la longevidad de los vectores/huéspedes de la enfermedad, altitud, temperatura, lluvia, humedad, el tipo y estado de la vegetación y su distribución también se ven afectados por estas variables.

El análisis epidemiológico espacial, que ha sido el origen de la epidemiología, ha experimentado un singular impulso con la aparición y desarrollo de los sistemas de información geográfica y los programas informáticos para el análisis espacial de datos georreferenciados. Cuando los datos espaciales se referencian a un punto, se pueden aplicar diferentes métodos de análisis espacial, entre los cuales los métodos basados en ventanas en movimiento, como el escaneo espacial y espaciotemporal, no solo pueden determinar si la ocurrencia de la enfermedad es agrupada o similar, sino también encontrarla geográficamente (Kulldorf et al, 1998).

Diagnostico Sanitario de la Empresa Pecuaria

Diagnostico sanitario en fincas ganaderas. Una mala situación sanitaria de los rebaños limita: productividad de las fincas ganaderas, repercute en la salud de las personas involucradas en dicha actividad, así como también en quienes consumen productos en forma fresca o procesada.

El Diagnostico de cualquier Empresa Agropecuaria debe Constar de:

Inventario de los recursos humanos, físicos, económicos, financieros, administrativos y de todo tipo que se poseen a nivel de empresa Ganadería: Existencia de mercados que concentren los productos, ferias, consignatarios, frigoríficos e industrias cercanas al establecimiento (especificando distancias) y el mercado final de las mismas. Agricultura: Determinar la existencia de acopiadores, industrias y cooperativas, almacenaje de la zona, la distancia a los principales puertos, medios de transporte.

Diagnostico de la Empresa Agropecuaria

Identificación de las condiciones externas:

Identificar el papel que las condiciones externas a la empresa han jugado y pueden desempeñar en su desarrollo.

Identificación de la empresa:

- Conocimiento de información general sobre la empresa.
- caracterización de la comercialización.
- Etapas del diagnóstico de empresas agropecuarias.
- Capital.
- Diagnóstico de la empresa agropecuaria.

El punto de partida para la planificación integral de las empresas agropecuarias es la elaboración de un diagnóstico de la misma.

"El diagnóstico es un análisis crítico de la situación actual, o sea un proceso que permite demarcar la diferencia real entre lo que es una empresa agropecuaria y lo que ella debería ser".

Caracterizacion de los Recuros de Capital

PRIMERA ETAPA: Determinar la superficie, rendimientos, producción, empleo e ingresos obtenidos con la estructura de producción actual.

SEGUNDA ETAPA: Determinar las cantidades disponibles de recursos y los problemas en su utilización, al igual que los problemas que presentan las actividades actuales.

- Pasivas.
- De inversión.
- Mejoras.
- Agrícolas.
- Activas.
- Fijo.
- Vivo.
- De operación.

- Estable.
- Circulante.

TERCERA ETAPA: Determinar los requerimientos de recursos para el desarrollo de las actividades actuales.

CUARTA ETAPA: Identificar los recursos potenciales y sus limitaciones de uso.

QUINTA ETAPA: Determinar la capacidad técnica, administrativa y financiera de la empresa, para emprender nuevos proyectos de inversión.

Causalidad y Red de Causalidad (Triada Epidemiologico)

El tratamiento filosófico de la causalidad se remonta a la antigüedad. Hipócrates (siglo V a. C.) ya había propuesto que el desarrollo de la enfermedad humana podría estar relacionado con factores del estilo de vida y del ambiente externo, es decir, decía que la enfermedad tiene una causa.

En epidemiología, la causalidad se define como el estudio de la relación etiológica entre las exposiciones, por ejemplo, el consumo de drogas y la aparición de efectos secundarios, enfermedad, complicación de la muerte, cura, protección (vacuna), resultado (cambio en la práctica, erradicación de la enfermedad, participación en programas.

El modelo tradicional de la causa de las enfermedades infecciosas es el triángulo o tríada epidemiológica. Consta de tres partes: agentes externos, huesped vulnerables y el entorno que une a huespedes y agentes.

Factores del agente

Refiriéndose originalmente a microorganismos infecciosos como virus, bacterias, parásitos u otros microorganismos. Hoy en día, las pociones también combinan causas químicas y físicas de enfermedades, como contaminantes químicos (es decir, monóxido de carbono) y fuerzas físicas (ruido). En general, los agentes causales deben estar presentes, pero pueden no ser suficientes para causar la enfermedad.

Factor Huésped

Los factores del huésped son rasgos intrínsecos o rasgos que afectan la exposición, susceptibilidad o respuesta de un individuo a un patógeno. Puede haber factores genéticos, biológicos, conductuales y socioeconómicos, incluidos la edad, el sexo, la raza, el estado nutricional, el estado socioeconómico y los comportamientos (como fumar, uso de drogas, estilo de vida, comportamiento sexual, anticoncepción, hábitos alimenticios, etc.) que afectan la probabilidad de exposición, susceptibilidad o de desarrollar la enfermedad.

Medio ambiente

Se puede definir como las condiciones físicas, químicas, biológicas y sociales que rodean, apoyan e interactúan con los huéspedes y patógenos. En cuanto a los factores ambientales, existen los factores físicos, que se refieren al tipo hidrológico, la topografía, el tipo de suelo, el clima y más específicamente la temperatura, la humedad, las precipitaciones, la nubosidad, el viento y la radiación solar.

Usos en Epidemiología

La epidemiología, como disciplina de salud pública, puede utilizarse para diferentes propósitos. Los usos más comunes son: vigilancia de enfermedades, determinación de la historia natural de la enfermedad, búsqueda de causas, evaluación de pruebas diagnósticas, evaluación de los efectos de tratamientos y nuevas intervenciones y evaluación del desempeño de los servicios de salud.

1. Medición de los niveles de salud de la población:
- Determinación de la frecuencia y distribución de eventos relacionados con la salud y la enfermedad.
- Determinación del estado de salud, la magnitud de capacidad o de la discapacidad.
- Identificación de grupos de riesgo en la población.
- Detección de cambios en la incidencia o prevalencia y en los patrones de las enfermedades y sus consecuencias.
- Priorización de los problemas de salud.
- Planificación de la oferta de servicios y asignación de recursos.
2. Descripción de la enfermedad:
- Para identificar las asociaciones con otras variables, que pueden ser de factores de riesgo o protectores.
  - Historia natural.
  - Definición de rangos de normalidad y/o valores esperados.

- Completar el cuadro clínico de una enfermedad e identificar condiciones predisponentes.
- Identificar la duración de la etapa previa a la aparición de síntomas.
- Ayudar en el pronóstico del curso clínico con y sin tratamiento.

3. Identificación de los determinantes de las enfermedades:
   - Establecer relaciones entre factores y condiciones vinculadas con la aparición y distribución de las enfermedades.
   - Distinguir entre: Asociaciones de dependencia estadística entre dos o más eventos, características o variables.
   - Estas asociaciones pueden o no estar en relación causal y, determinantes, factores que pueden producir cambios en las condiciones de salud.

4. Control y prevención de la enfermedad:

   - Remover o eliminar agentes primarios, dependiendo del reservorio natural, modo de diseminación y sitio de acción.
   - Proteger a la población mejorando las condiciones del entorno.
   - Aumentar la resistencia del huésped (inmunización, incremento de la resistencia biológica).

- Modificar el comportamiento humano para impedir riesgos o promover acciones saludables.

5. Selección de métodos de control y prevención:

- Identificar grupos de riesgo.
- Identificar factores cuantitativamente importantes.
- Establecer la efectividad de métodos para el control y prevención.

6. Planificación y evaluación de servicios de salud:

- Estimar necesidades y demandas de la población.
- Identificar principales riesgos para la salud de la comunidad.
- Establecer la eficacia de las intervenciones.
- Evaluación de la efectividad de las intervenciones propuestas

Relaciones entre la Epidemiologia y otras Ciencias y Disciplinas Diagnosticas.

Salud Pública Es la disciplina encargada de proteger la salud de una población. En este sentido, busca mejorar la salud de la comunidad a través de la promoción de estilos de vida saludables, campañas de concientización, educación e investigación.

La estadística es la ciencia que estudia la recolección, análisis e interpretación de datos para ayudar en la toma de decisiones o para explicar ciertos fenómenos que ocurren aleatoria o condicionalmente o para aplicar la investigación a condiciones regulares o irregulares, y su relación con la epidemiología es identificar la epidemiología. Posibles explicaciones de la etiología de los brotes, obteniendo predicciones de la evolución de la patología en poblaciones concretas.

La sociología es una disciplina social que estudia los fenómenos colectivos producidos por las actividades sociales humanas en su trasfondo histórico y cultural, por lo que la epidemiología se relaciona con esta disciplina en ver la fenomenología de distintas enfermedades a lo largo de la historia en distintos asentamientos de grupos humanos.

Demografía Se conoce como la ciencia que tiene por objeto el estudio de las poblaciones, en cuanto a su tamaño, estructura, evolución y sus características generales. Entonces, está relacionado con la medicina clínica, contando la cantidad de pacientes que pueden aparecer a lo largo de los años.

Economía La ciencia social que estudia el comportamiento económico de los agentes individuales: La producción, el intercambio, la distribución, el consumo de bienes y servicios, entendidos como un medio para satisfacer las necesidades humanas y los resultados individuales o colectivos de la sociedad, teniendo una especial relación con la epidemiología para comprender programas de prevención de costos.

Ecología: La ciencia que estudia los organismos y su entorno, su distribución, abundancia y cómo estas propiedades se ven afectadas por las interacciones entre los organismos y su entorno.

Importancia de la Sanidad Animal en la Salud Publica

No hay duda de que la salud animal es un factor clave que tiene un impacto significativo en la salud y el bienestar de los animales. Hoy en día, como complemento a la experiencia veterinaria, existe en el mercado una gran variedad de productos que ayudan a mantener la buena salud de los animales, comenzando por el diagnóstico precoz de enfermedades, pasando por su prevención, en caso de que esto no sea posible, con un adecuado tratamiento.

En este contexto, ha contribuido el desarrollo de fármacos como antibióticos o vacunas o herramientas de diagnóstico, que permiten prevenir, controlar y erradicar en la medida de lo posible enfermedades persistentes, costosas para los agricultores y de riesgo para la salud pública.

Además, el tratamiento y la prevención de enfermedades pueden mejorar la salud animal y evitar el sufrimiento debido a la enfermedad derivado de las mismas lo que influye positivamente en su bienestar. Un estado óptimo de salud es la condición previa al complejo conjunto que integra el concepto de bienestar.

La salud animal, por otro lado, es crucial para salvaguardar la salud pública y un suministro de alimentos seguros. Los animales sanos son fundamentales para tener alimentos seguros y de alta calidad que satisfagan las necesidades de las personas a un precio asequible. Algunas enfermedades animales también pueden transmitirse de los animales a los humanos directamente o a través de los alimentos (zoonosis), como la tuberculosis, la brucelosis, la salmonelosis, la listeriosis, etc., lo que supone una grave amenaza para la salud pública.

En este sentido, un programa de saneamiento coordinado entre las diferentes administraciones y los profesionales veterinarios y la disponibilidad de herramientas son factores clave para garantizar un alto nivel de salud pública y seguridad alimentaria, minimizando la incidencia de enfermedades. Con respecto a la salud de los consumidores.

Por otro lado, cabe destacar la importancia estratégica de la sanidad animal en el marco de la sostenibilidad y competitividad de la producción ganadera. De hecho, constituye una de las barreras al comercio de animales vivos y productos de origen animal. Asimismo, la obtención de animales sanos resulta fundamental para proporcionar unos alimentos de origen animal seguros y de calidad a la industria agro-alimentaria, contribuyendo asimismo a su competitividad y liderazgo en el entorno nacional e internacional.

Enfermedades Exoticas

Estas enfermedades pueden incorporarse y propagarse en el país a través de condiciones climáticas naturales e incluso a través de procesos de movilización de ganado, productos y subproductos, acuicultura y pesca.

Si hay algún indicio de que estas enfermedades exóticas están causando sufrimiento, Senasica tomará medidas de seguridad de inmediato, como restringir el movimiento de animales, productos y subproductos y cerrar los mercados internacionales.

El Acuerdo de los Estados Unidos Mexicanos sobre Divulgación de Plagas y Enfermedades Exóticas y Endémicas de los Animales Terrestres y Acuáticos, publicado en el Diario Oficial de la Federación el 4 de mayo de 2016, indica que su impacto significativo en la ganadería se encuentra en las siguientes enfermedades:

- Peste Porcina Africana.
- Fiebre Aftosa.
- Lengua Azul.
- Miasis por Gusano Barrenador.
- Encefalopatía Espongiforme Bovina.
- Perineumonía Contagiosa Bovina.
- Fiebre Porcina Clásica.
- Enfermedad de Aujeszky.
- Enfermedad Hemorrágica del Conejo.
- Influenza Aviar de Alta Patogenicidad.
- Enfermedad de Newcastle Velogénico.
- Mixomatosis.
- Arteritis Viral Equina.
- Encefalitis Equina Venezolana de Ciclo Enzootico en México.

CAPITULO III

Prácticas sanitarias en la prevención de enfermedades

La prevención de enfermedades en la granja es fundamental para mantener la salud de los rebaños productivos, garantizar la calidad higiénica de los productos de origen animal, reducir el costo de la producción farmacéutica, permitir una selección genética más estricta y, quizás lo más importante, estimular la comercialización interna y externa. Si bien puede parecer difícil, algunas acciones de gestión simples pueden dar resultados extraordinarios.

•Instalacion:

La ubicación de la instalación debe ser conveniente para la eliminación de residuos. Por ejemplo, la ubicación elevada permite el drenaje del agua de lluvia. Si no se elimina, se combina con el estiércol de vaca y forma un excelente medio, humedeciendo las pezuñas del animal y permitiendo la entrada de agentes infecciosos, provocando signos clínicos en las patas que luego evolucionan a mastitis. Qué exposición puede resultar del montaje en altura de los animales a las corrientes de aire. Para evitar problemas de neumonías, especialmente en animales jóvenes, las corrientes de aire deben ser bloqueadas.

•La Higiene:

Mantener las instalaciones limpias es importante para la prevención de enfermedades. Una acumulación de estiércol en el establo puede causar problemas en las piernas e incluso problemas reproductivos. A las vacas con problemas en las patas no se les permite observar el estro porque no tienen la capacidad de montar otras vacas.

La acumulación de estiércol y orina en las naves avícolas conduce a la formación de amoníaco, y grandes cantidades de amoníaco pueden causar problemas de estrés, lo que puede provocar un bajo consumo de alimento o canibalismo. Esto también le puede pasar a los conejos y algunas otras especies que son explotadas en galpones cerrados. La limpieza de instalaciones especiales como ordeñadoras, comederos, bebederos, panderetas, corrales o salas de lactancia es fundamental. El pienso no consumido en el comedero favorece la formación de hongos y otros microorganismos. Los alimentos acumulados pueden actuar como vector de propagación de enfermedades, vehículo en la transmisión de patógenos eliminados vía moco o saliva de animales enfermos.

•El Mantenimiento:

Mantener las instalaciones en funcionamiento es una prioridad. El deterioro de las instalaciones puede complicar problemas simples. Las heridas causadas por fragmentos de vallas de madera pueden ser la entrada de agentes infecciosos como Clostridium que causan edemas malignos de bovinos o de patas negras.

Las redes de eliminación de estiércol y orina en granjas porcinas pueden causar laceraciones en las patas, lo que puede fomentar la entrada de varios microbios o virus, causando problemas de salud no solo para un animal, sino para toda la granja. Una finca bien ubicada, funcional e higiénica es sinónimo de éxito.

•Los Animales:

La distribución de los animales dentro de la instalación debe planificarse de acuerdo con su ubicación. Los animales sanos deben estar en la parte superior. Esto evita el flujo de agua de lluvia, agua potable, manejo diario (por ejemplo, distribución de alimentos) como fuente de infección.

Generalmente se acepta que los animales mayores son más resistentes a las enfermedades, por lo que estos animales deben ocupar las áreas de mayor riesgo. Los animales deben agruparse de manera uniforme de acuerdo con sus características estratégicas. Los animales jóvenes no deben mezclarse con animales adultos. Los adultos son portadores saludables de patógenos que pueden dañar a los jóvenes. Los animales lactantes deben manipularse por separado.

Por ejemplo, las mujeres que amamantan tienen más probabilidades de eliminar parásitos en sus heces. En lo que respecta a las aves y los cerdos, las agrupaciones de animales no son un gran problema, por lo general esto sucede de forma natural por las características mismas de la explotación. La organización de los animales tiene mayor importancia en explotaciones extensivas donde los jóvenes conviven por mayor tiempo con los adultos, lo que los predispone a diferente tipo de enfermedades.

No es posible recomendar un calendario único de vacunación debido a la distribución desigual de la enfermedad en el país. En este punto, es recomendable trabajar con un veterinario de la zona para investigar qué enfermedades son las más comunes y vacunar en consecuencia. La forma más eficaz de prevenir enfermedades es la vacunación, por lo que es importante en cualquier tipo de explotación.

No debe pasarse por alto que en algunas regiones existen campañas nacionales de control de enfermedades que regulan la administración de vacunas. Por ejemplo, en un área declarada libre de peste porcina clásica, no se permitirá el uso de ningún tipo de vacuna contra la enfermedad. Por otro lado, existen vacunaciones rutinarias y casi obligatorias, como la vacunación de terneros contra la brucelosis en vacas. La ruta más común para que los patógenos ingresen a una granja es a través de la adquisición de nuevos animales.

Para evitar esto, se recomienda encarecidamente separar los animales nuevos del grupo principal de animales.

Se recomienda preparar las instalaciones para esta actividad. Por fútil que parezca esta estrategia, es muy efectiva.

La llegada de nuevos animales, incluso del extranjero, es la forma más común de propagación de enfermedades en el país.

Limpiar y lavar.

Elimina la suciedad, los residuos de alimentos, la suciedad, la grasa u otras sustancias objetables.

Limpieza (Desinfección)

Un conjunto de procedimientos diseñados para remover materia orgánica y contaminantes de una superficie dada.

Hay dos tipos de limpieza mecánica:

1. La limpieza general se realiza con ayuda de palas, rastrillos, etc.
2. Use agua a presión con detergente para un lavado delicado o detallado.

El aseo personal es muy importante en el día a día porque sin él te puedes contagiar de enfermedades causadas por agentes patógenos, tanto biológicos como abióticos, El lavado es una de las formas de conseguir la limpieza, usualmente con agua más algún tipo de jabón, detergente o lejía. En tiempos más recientes, desde la teoría microbiana de la enfermedad, también se refiere a la ausencia de gérmenes.

En la industria, determinados procesos, como los asociados a la fabricación de circuitos integrados, requieren unas condiciones de limpieza especiales que se consiguen trabajando en salas blancas.

Escenario:

Las etapas de limpieza y desinfección son:

- Limpieza.
- Limpieza en seco.

Retire todas las partes desmontables de la instalación, eliminando primero toda la suciedad y las heces.

Los comederos y bebederos se limpiarán y desinfectarán a fondo.

Las instalaciones de ventilación y suministro de alimentos se abrirán tanto como sea posible, luego se eliminarán el polvo y los residuos de alimentos y todas las partes accesibles se limpiarán con métodos mecánicos, cepillos y aspiradoras.

Con la ayuda de raspadores y recogedores, se eliminarán la costra de suciedad y los residuos secos de estiércol.

Limpieza húmeda:

Limpieza en seco en todas las superficies donde se permite la limpieza en seco. Consta de tres etapas:

1. Para suavizar.
2. Limpieza a alta presión.
3. Secado.

Desinfección:

La desinfección óptima se conseguirá utilizando productos adecuados, aplicados mediante sistemas de pulverización o pintura.

Secuencia de las fases de limpieza:

Exterior

Partes exteriores de la vivienda, salidas de aire, superficies de techo muy sucias.

Interior

Limpie a fondo los pisos, techos y paredes de los establos, incluida la ventilación, el equipo y los comederos y bebederos estacionarios.

Limpieza de detalle de pisos, canaletas y canaletas, y (en su caso) zanjas de lodo; se retirarán las rejas desmontables para limpiar sus costados.

La limpieza mecánica de los corrales se realiza remojando el estiércol antes de sacarlo del galpón. Después de esto, se remojan los suelos, paredes, canalones, tabiques, etc. Lo primero es limpiar los pisos y desagües. Las paredes muy sucias deben lavarse con agua caliente: hay que tener especial cuidado en la limpieza de las partes inferiores de las paredes y tabiques, huecos y esquinas.

Es importante utilizar equipos de alta presión siempre que sea posible, lo que aumenta la eficiencia de la limpieza al eliminar cualquier rastro de suciedad y, por lo tanto, aumenta la eficiencia de la desinfección.

La basura seca, las heces, la suciedad y otros materiales deben limpiarse mecánicamente después de remojarlos en agua o en una solución desinfectante para evitar la propagación de bacterias con el polvo. Este tipo de limpieza, además de reducir el recuento de bacterias, también mejora la desinfección.

El proceso de impartir conocimientos técnicos teóricos y prácticos para que los trabajadores comprendan la importancia de su trabajo y lo desempeñen mejor. Este es un proceso educativo y de sensibilización, y los empleados deben estar involucrados en todo momento, es decir, deben saber cómo funciona la empresa y comprender la importancia de sus tareas para la seguridad y el rendimiento del producto final. Es importante utilizar equipos de alta presión siempre que sea posible, lo que aumenta la eficiencia de la limpieza al eliminar cualquier rastro de suciedad y, por lo tanto, aumenta la eficiencia de la desinfección.

La basura seca, las heces, la suciedad y otros materiales deben limpiarse mecánicamente después de remojarlos en agua o en una solución desinfectante para evitar la propagación de bacterias con el polvo. Este tipo de limpieza, además de reducir el recuento de bacterias, también mejora la desinfección.

Concepto de higiene

La higiene es el conjunto de conocimientos y técnicas que utilizan los individuos para controlar los factores que tienen o pueden tener efectos nocivos para la salud. La higiene personal es el concepto básico de la limpieza, relacionado con el cuidado personal, que tiene un efecto positivo en la salud y previene posibles enfermedades e infecciones; asimismo, es una parte de la medicina o ciencia que se ocupa de los métodos para prolongar la vida y proteger la salud de las personas.

A muchas personas no les importa la higiene, pero la higiene es esencial para una vida saludable.

Sus objetivos son mejorar la salud, mantener la salud y prevenir enfermedades o infecciones.

Ambiente: Este concepto tiene que ver con mantener las condiciones higiénicas del ambiente para evitar que afecte la salud del animal, se refiere a factores de cuidado: los aspectos químicos, físicos y biológicos del exterior del animal, con el fin principal de prevención de la enfermedad, desde la creación de ambientes saludables.

Los buenos niveles de bienestar del ganado dependen de muchos factores de manejo, incluido el diseño del sistema, la administración ambiental y las buenas prácticas agrícolas, incluida la cría responsable y la provisión de la atención adecuada. Cualquier sistema puede experimentar serios problemas si falta uno o más de estos elementos.

Se entiende por higiene los métodos utilizados por los individuos para mantener la limpieza, tales como el uso de jabón, champú y agua. Pero también se refiere a las relaciones humanas:

1. La limpieza y saneamiento de un lugar o persona.
2. Fomentar hábitos saludables.
3. Algunos medicamentos están orientados a promover su salud.
4. Identificar, evaluar y controlar aquellos factores o estresores ambientales que se presenten en el lugar de trabajo para prevenir enfermedades infecciosas que conduzcan a problemas de salud, bienestar, malestar e ineficiencia de los trabajadores y ciudadanos.

5. La mala higiene afecta a los demás, con la aparición de enfermedades. Por ejemplo: Las infecciones de la piel y uñas, la diarrea, la conjuntivitis, el cólera, la influenza o gripe común, entre otros.

Higiene ambiental

Muchos aspectos ambientales pueden tener un impacto en el bienestar y la salud de las vacas, incluido el ambiente térmico, la calidad del aire, la iluminación, el ruido, etc.

Si bien el ganado puede adaptarse a una amplia gama de ambientes térmicos, especialmente si la raza se selecciona por las condiciones ambientales, los cambios bruscos de temperatura pueden provocar estrés por calor o frío.

Estrés por calor:

El riesgo de estrés por calor en las vacas lecheras depende de factores ambientales como la temperatura del aire, la humedad relativa, la velocidad del viento, la densidad animal (área y volumen disponible por animal), la sombra disponible y factores relacionados con el individuo, como la raza, la edad y la condición corporal, tasa metabólica, etapa de lactancia y color y densidad del pelaje.

Los manipuladores deben ser conscientes del riesgo de estrés por calor y conocer los umbrales de temperatura y humedad que requieren medidas particulares.

Las actividades diarias que requieren que el ganado se mueva se pueden acomodar fácilmente cuando cambian las condiciones climáticas, incluido el ambiente térmico, la calidad del aire, la iluminación, el ruido y más.

Por tanto, el saneamiento significa prestar atención a los factores químicos, físicos y biológicos externos a las personas, con el objetivo de prevenir enfermedades creando un ambiente saludable, pues de ello dependerá nuestra calidad de vida, al igual que el saneamiento Cuidar nuestra salud, El estudio de las enfermedades causadas por sustancias tóxicas en el siglo XXI será la medicina ambiental.

Desde 2007 se celebra en España el Congreso Internacional de Medicina Ambiental por iniciativa de la Fundación Alborada.

Y, aunque la gente no se dé cuenta, hoy en día existen más de 100.000 sustancias peligrosas o contaminantes, y en la mayoría de los casos son producidas por acción humana y que pueden penetrar en nuestro organismo actuando como agentes productores de enfermedades.

Un ejemplo de ello es la conocida enfermedad del legionario, una enfermedad infecciosa surgida en la década de los 70, cuyo origen patológico no está claro, aunque se sabe que está causada por una bacteria que se produce principalmente en aire acondicionado, torres de refrigeración o agua del grifo o agua estancada.

Por lo tanto, existe una percepción creciente de que es necesario un mantenimiento adecuado y una contención más exhaustiva de dichas instalaciones para evitar brotes infecciosos.

Temperatura

La temperatura se refiere al valor de la cantidad del concepto de calor medible por un termómetro. En física, se define como una cantidad escalar relacionada con la energía interna de un sistema termodinámico, según lo define el principio cero de la termodinámica. Más concretamente, está directamente relacionado con la porción de energía interna conocida como energía cinética, que es la energía asociada al movimiento de las partículas del sistema, sea en un sentido traslacional, rotacional, o en forma de vibraciones. A medida que sea mayor la energía cinética de un sistema, se observa que este se encuentra más «caliente»; es decir, que su temperatura es mayor.

En el caso de los sólidos, el movimiento en cuestión resulta ser la vibración de las partículas en sus posiciones en el sólido. En el caso de un gas ideal monoatómico, es el movimiento de traslación de sus partículas (para gases poliatómicos, también se deben considerar los movimientos de rotación y vibración).

Dependiendo de la naturaleza del procedimiento a realizar, los animales deben contar con instalaciones cubiertas adecuadas, así como bebederos adecuados para que los animales tengan agua disponible para evitar la deshidratación.

Control de tiempo y temperatura:

El control inadecuado de los sistemas de techos para animales es una de las causas más comunes de enfermedades transmitidas por animales a partir de alimentos como la carne y la leche, o el deterioro de estos alimentos.

En un sistema de control de temperatura, se deben considerar los siguientes factores:

- Las propiedades del alimento, como su actividad acuosa, su pH y el probable nivel inicial y tipos de microorganismos.
- Duración prevista del producto en el almacén.
- Métodos de envasado y elaboración.
- Modalidad de uso del producto, por ejemplo, con una cocción/elaboración ulterior o bien listo para el consumo.

En dichos sistemas, también deben especificarse los límites de tolerancia para las variaciones de tiempo y temperatura.

Los dispositivos de registro de temperatura deben inspeccionarse regularmente y verificar su precisión.

El desarrollo de la tecnología de medición de temperatura tiene una larga historia debido a la necesidad de asignar valores numéricos a conceptos intuitivos como el frío o el calor.

Varias propiedades fisicoquímicas de los materiales o sustancias que cambian con la temperatura a la que se encuentran, como su estado (sólido, líquido, gas, plasma), su volumen, solubilidad, presión de vapor, su color o tasa de conductividad eléctrica. También es uno de los factores que afectan la velocidad a la que ocurren las reacciones químicas.

La temperatura se mide con un termómetro, que se puede calibrar en una variedad de escalas que producen unidades de medida de temperatura.

Humedad relativa

Estas instalaciones satisfacen las necesidades de una especie y deben estar diseñadas para controlar la temperatura, la humedad y el movimiento del aire. Aunque se considera una especie nativa, los conejillos de indias son propensos a enfermedades respiratorias y son más resistentes al frío que al calor. Su cuerpo almacena bien el calor, pero lo disipa mal.

La humedad relativa (HR) es la relación entre la presión parcial del vapor de agua y la presión de equilibrio del vapor del agua a una temperatura dada. La humedad relativa depende de la temperatura y la presión del sistema involucrado. La misma cantidad de vapor de agua produce una mayor humedad relativa en el aire frío que en el aire caliente. Un parámetro relacionado es el punto de rocío.

Además de la temperatura del aire, la temperatura radiante media, la velocidad del aire, la tasa metabólica y el nivel de la ropa, la humedad relativa también tiene un efecto sobre el confort térmico humano. De acuerdo con la norma ASHRAE 55-2017: Condiciones ambientales térmicas para la ocupación humana, el confort térmico en interiores se puede lograr a través del método PMV con humedades relativas que varían de 0% a 100%, dependiendo de los niveles de los otros factores que contribuyen al confort térmico. Sin embargo, el rango recomendado de humedad relativa interior en edificios con aire acondicionado es generalmente del 30-60%.

En general, las temperaturas más altas requerirán humedades relativas más bajas para lograr el confort térmico en comparación con las temperaturas más bajas, y todos los demás factores se mantendrán constantes. Por ejemplo, con el nivel de ropa = 1, la tasa metabólica = 1.1 y la velocidad del aire 0.1 m/s, un cambio en la temperatura del aire y la temperatura radiante media de 20 °C a 24 °C bajaría la humedad relativa máxima aceptable de 100% a 65% para mantener las condiciones de confort térmico. La herramienta de confort térmico CBE se puede usar para demostrar el efecto de la humedad relativa en condiciones de confort térmico específicas y se puede usar para demostrar el cumplimiento con la norma ASHRAE 55-2017.7 Cuando se utiliza el modelo adaptativo para predecir el confort térmico en interiores, no se tiene en cuenta la humedad relativa.

Aunque la humedad relativa es un factor importante para el confort térmico, los seres humanos son más sensibles a las variaciones de temperatura que a los cambios en la humedad relativa.

Ventilación

La buena calidad del aire y la ventilación son factores importantes para la salud y el bienestar del ganado, lo que reduce el riesgo de molestias y enfermedades respiratorias. La calidad del aire se ve afectada por factores como gases, polvo y microorganismos; en los sistemas de vivienda, se ve afectada en gran medida por la estructura y la gestión de las instalaciones. La composición del aire depende de la densidad y el tamaño de los animales, la calidad de la cama y el suelo, el manejo de desechos, el diseño de las instalaciones y el sistema de ventilación.

La ventilación adecuada es importante para disipar eficazmente el calor de los animales y evitar la acumulación de gases de escape (principalmente amoníaco y sulfuro de hidrógeno), incluido el estiércol y el polvo de los sistemas de corrales.

- Garantizar la calidad del aire interior.
- Asegurar la salubridad del aire, incluyendo el control de la humedad, concentración de gases o partículas en suspensión.
- Colaborar en el acondicionamiento térmico del edificio.
- Luchar contra los humos en caso de incendio.
- Disminuir las concentraciones de gases o partículas a niveles adecuados para el funcionamiento de maquinaria o instalaciones.
- Proteger determinadas áreas de patógenos que puedan penetrar vía aire.

Se realiza mediante el estudio de las características arquitectónicas, uso y necesidades de cada área.

Higiene de locales

Las instalaciones que reciben, preparan y venden alimentos deben garantizar en todo momento lo que se conoce como seguridad higiénica. De hecho, deben estar diseñados para facilitar y promover la higiene y limpieza personal, así como la desinfección de locales o locales, y proporcionar un buen diseño en los mismos. Este hecho o acción se denomina flujo de trabajo, con el fin de evitar en lo posible el traspaso de bacterias de una zona sucia a una zona limpia (contaminación cruzada). Esto establecerá una serie de puntos o etapas en el proceso de promulgación. Es en este punto que debemos considerar una serie de requisitos que se detallan a continuación:

- Tanto las puertas como las ventanas deben estar fabricadas con materiales que sean fáciles de limpiar y ofrezcan composiciones con propiedades inalterables.
- Distinguiremos claramente entre regiones limpias y sucias.
- El sitio o establecimiento debe tener acceso adecuado a agua fría y caliente.
- Dicho local deberá contar con una ventilación óptima y autosuficiente para asegurar que se brinden las condiciones de trabajo requeridas de manera saludable, reduciendo la temperatura y la humedad.
- La desinfección es un conjunto de medidas destinadas a eliminar o destruir los patógenos infecciosos que causan enfermedades y se propagan en el medio ambiente.
- Es una medida de saneamiento que contribuye a la prevención de la salud animal al eliminar patógenos y modificar las condiciones ambientales para interrumpir las cadenas epidémicas animales.

Higiene pecuaria y su aplicacion

Limpieza de instalaciones, máquinas y equipos:

Un programa de bioseguridad se basa principalmente en la limpieza y desinfección, ya que estos aspectos están interrelacionados y aseguran la calidad higiénica de las instalaciones, personal, vehículos, equipos y materiales.

Las granjas deben contar con programas de limpieza, desinfección y mantenimiento preventivo.

Manejo de excretas

Son un grupo de depósitos orgánicos de humanos y animales. Si la basura no se desecha adecuadamente, puede causar daños a la salud de las personas. Las emergencias o los desastres pueden resultar en la producción de desechos humanos y animales. Representan un problema muy grave en términos de contaminación del agua, suelo, aire, alimentos y propagación de vectores. El medio ambiente es todo lo que nos rodea y no debemos contaminarlo.

Hay una variedad de opciones técnicas para abordar el saneamiento, y es mejor considerar las opciones técnicas, sociales y económicas de la comunidad en la que se prestará el servicio y cuyos habitantes están involucrados desde el principio.

Uno de los métodos más fáciles, prácticos y menos costosos de saneamiento de excretas en situaciones de emergencia es la construcción de letrinas sanitarias de pozo simple, al momento de decidir por esta opción debemos considerar las siguientes recomendaciones básicas:

❖ Colóquelo en un terreno por debajo del nivel del agua de la fuente de agua ya no menos de 15 metros de la fuente de agua.

❖ Los baños deben estar a una distancia mínima de 6 metros del recinto.

❖ La disposición inadecuada de las excretas favorece la multiplicación de vectores causantes de enfermedades. Cuando los insectos pisan los desechos, sus patas y cuerpos transportan microbios, parásitos y huevos, que luego dejan en la comida.

❖ Quite regularmente el estiércol directamente del corral. En los corrales, el estiércol se retira con una máquina al final del ciclo de engorde y antes de que ingresen nuevos lotes.

❖ Asignar un área para almacenar las heces. Se debe asignar un espacio alejado del área de producción y la dirección del viento para controlar la liberación y dirección de olores indeseables. Los excrementos deben amontonarse para generar calor, que destruye las bacterias y los huevos del parásito. Deben mezclarse y rehacerse periódicamente para que se calienten todas las partes.

❖ Asegúrese de que el tamaño del tanque de estiércol sea tal que no se sature.

❖ Evite esparcir estiércol cerca de arroyos, charcos, estanques o desagües.

Proteger a la población

El concepto de protección de civiles se basa en el derecho internacional humanitario, el derecho internacional de los derechos humanos y el derecho de los refugiados. Este tema se ha convertido en un pilar central del mandato de las misiones de mantenimiento de la paz. Nueve de las misiones, o el 90 por ciento de las fuerzas de paz desplegadas en el terreno, tienen el mandato de proteger a los civiles, tienen autoridad para usar la fuerza o imponer sanciones y tienen vínculos con la Corte Internacional de Justicia.

La primera resolución sobre este tema fue la Resolución 1265 de 1999 (S/RES/1265). Otras resoluciones del Consejo de Seguridad sobre la protección de civiles son la Resolución 1674 de 2006 (S/RES/1674) y la Resolución 1894 de 2011 (S/RES/1894).

El aide-mémoire del Secretario General de 2002, revisado en 2010, ayudó al Consejo a analizar cuestiones relacionadas con la protección de los civiles en situaciones específicas de cada país.

Desde 2009, el Reino Unido ha presidido un Grupo de Expertos del Consejo informal sobre la Protección de Civiles, que se reúne regularmente con motivo de las renovaciones de mandatos de la ONU relevantes, y es convocado por OCHA y DPKO, para abordar cuestiones clave de protección.

El estado activo de un animal en relación con su entorno. El estado de salud se determinará después de una evaluación de:

1. Una condición física que no ponga en peligro la vida del animal.
2. Sin patógenos.
3. Sin lesiones. Si es así, deben ser tratados.
4. Niveles fisiológicos más que elevados de cortisol en heces y sangre o saliva y sangre, según la especie.
5. Libre de estereotipos y comportamientos redirigidos, mismos que serán determinados a través de una etograma.

El contagio

Dos tipos específicos de transmisión por contacto directo están asociados con el apareamiento y el embarazo. La transmisión reproductiva es la transmisión de un patógeno de un animal a otro y puede ocurrir de dos maneras. El primero es a través del servicio, ya sea por un semental natural o artificial; el segundo es una infección intrauterina, que una madre transmite a su descendencia durante el embarazo.

Las enfermedades zoonóticas son un grupo de enfermedades infecciosas que se transmiten naturalmente de animales a humanos. El mayor riesgo de transmisión de enfermedades zoonóticas ocurre entre humanos y animales a través del contacto directo o indirecto con animales, productos derivados de animales (por ejemplo, carne, leche, huevos) o su entorno.

Así, la transmisión de enfermedades se produce cuando una persona sana entra en contacto directo o indirecto con otra persona que padece una enfermedad infecciosa.

Higiene pecuaria y su aplicacion

La estrecha interacción entre humanos y animales, así como el aumento de la actividad comercial y el movimiento de personas, animales y sus productos y subproductos, ha resultado en una mayor propagación de enfermedades zoonóticas. Además, la propagación de estas enfermedades también puede estar impulsada por la modernización de las prácticas agrícolas, especialmente en las regiones en desarrollo que son vulnerables a la destrucción del hábitat, la invasión humana y el cambio climático. El impacto de las enfermedades zoonóticas no solo se traduce en daños a la salud pública, sino que también pueden causar graves pérdidas económicas en la región.

Hay muchos tipos de patógenos que causan enfermedades infecciosas o patógenos. Los más comunes son los organismos microscópicos o submicroscópicos como virus, bacterias y protozoos, comúnmente llamados microorganismos.

También hay parásitos que no son microbios, como los ácaros, que apenas se ven, o los gusanos o lombrices, que pueden crecer el metro de longitud. Tienen en común que dependen, para cumplir todo o parte de su ciclo de vida, del organismo que parasitan.

Por ejemplo, los virus deben ingresar a las células vivas para sobrevivir y reproducirse; algunas bacterias pueden sobrevivir por un tiempo en una sustancia inerte, y los gusanos pueden sobrevivir por sí mismos por un tiempo.

Sin embargo, la capacidad de causar enfermedad o patogenicidad es independiente del tamaño del organismo causante: el poliovirus, por ejemplo, tiene solo unas 25 millonésimas de milímetro. El nivel de patogenicidad se denomina patogenicidad, que depende de las características del parásito y de la capacidad de autodefensa del huésped. Un parásito puede ser muy virulento para un huésped, pero inofensivo para otro.

Se define como el proceso por el cual un microorganismo patógeno invade a otro, llamado huésped, y se reproduce, causando daño (produciendo enfermedad) o no. Los organismos patógenos tienen ciertas características, tales como: la capacidad de propagarse, la capacidad de adherirse a las células huésped, invadir los tejidos y la capacidad de evadir el sistema inmunitario del hospedador. Entendemos por invasión al proceso en el que organismos con capacidad patógena frente al hombre, como pueden ser virus, bacterias, hongos o parásitos, penetran en las células o tejidos del hospedador diseminándose dentro del organismo.

Una enfermedad se produce cuando la respuesta del sistema inmunitario desencadenada por la invasión de microorganismos o patógenos provoca daños en el organismo humano.

La defensa del cuerpo contra la infección

Las membranas mucosas, como el revestimiento de la boca, la nariz y los párpados, también son barreras eficaces. Por lo general, estas membranas están cubiertas de secreciones que combaten los microbios. Por ejemplo, la membrana mucosa del ojo está bañada en lágrimas, que contienen una enzima llamada lisozima que ataca a las bacterias y protege al ojo de infecciones.

Tracto Digestivo (Canal Digestivo):

El cuerpo humano tiene varias barreras que juegan un papel importante en la defensa contra los patógenos. El primero es la piel, mientras esté intacta, es una barrera absoluta contra las bacterias. Los vellos de la nariz también son una barrera externa que impide el paso de agentes extraños y las mucosas, ya que están humedecidas constantemente y producen substancias antimicrobianas.

Cuarentena:

Separación temporal de animales recién adquiridos y que puedan estar incubando una enfermedad, de modo de que, si es efectivo, la presenten fuera del rebaño.

Vacunación:

Aplicación de antigenos que actúan de forma inmediata contra la enfermedad que se quiere prevenir, esto pone al animal en alerta creando sus propios anticuerpos.

Nutrición:

Un animal bien alimentado estará en buenas condiciones para enfrentar una enfermedad.

Control de ectoparásitos

Una variedad de artrópodos, incluidos insectos y ácaros, afectan a los animales en la ganadería. Su control es crucial desde el punto de vista de la higiene y la producción, ya que son una fuente de malestar para los animales y los humanos, causan enfermedades y transmiten diferentes patógenos.

Las medidas de control para Culicoides incluyen el drenaje de áreas húmedas y el uso de insecticidas y larvicidas apropiados.

Retirar a los animales a recintos cerrados durante los períodos en que los insectos vectores se alimentan activamente (ya sea por la mañana o al final de la tarde) reduce la posibilidad de exposición a ellos. Los insecticidas deben usarse en animales y dentro de la instalación, tratando superficies verticales (redes, paredes, puertas, ventanas y alrededor de puntos de luz) y camiones de transporte de ganado.

Los culicoides son vectores biológicos de la enfermedad de la lengua azul, aunque no todas las especies de Culicoides resultan vectores competentes de:

Las larvas se alimentan de materia orgánica, especialmente de materia vegetal, por lo que algunas especies, como Culicoides, están fuertemente asociadas con la acumulación de enfermedades.

Estrategia de control:

Las medidas de control para Culicoides incluyen el drenaje de áreas húmedas y el uso de insecticidas y larvicidas apropiados. Retirar a los animales a recintos cerrados durante los períodos en que los insectos vectores se alimentan activamente (ya sea por la mañana o al final de la tarde) reduce la posibilidad de exposición a ellos.

Los insecticidas deben usarse en animales y dentro de la instalación, tratando superficies verticales (redes, paredes, puertas, ventanas y alrededor de puntos de luz) y camiones de transporte de ganado.

Regulación de la movilización

Si desea transportar ganado de un estado a otro, debe incluir el estado de salud del animal de origen y destino en su informe de condición Zoosanitaria Nacional para las enfermedades de Tuberculosis Bovina, Brucelosis en los Animales y Garrapata del género Boophilus spp. Una vez corroborada la información, por cada especie-enfermedad debes cumplir requisitos específicos.

El Senasica establece la regulación de la movilización por el interior del territorio nacional de vegetales, sus productos o subproductos, agentes patógenos y cualquier tipo de insumos, materiales y equipos que puedan representar un riesgo como: vehículos de transporte o embalajes y contenedores en los que se movilicen o contengan las mercancías mencionadas.

La institución aplicará y expedirá las disposiciones legales aplicables que establezcan las características y especificaciones fitosanitarias a que se sujetará la movilización.

- Huanglongbing (HLB) y su vector.
- Leprosis de los cítricos (CiLV).
- Pulgón Café de los Cítricos (Toxoptera citricida).
- Ácaro Rojo de las Palmas (ARP).
- Cochinilla Rosada (CR).
- Mosca de la Fruta (MF).

- Mosca del vinagre de alas manchadas (Drosophila susukii Matsumura).
- Barrenador de la nuez y Barrenador del Ruezno.
- Palomilla oriental de la fruta (Grapholita Molesta).
- Nematodos de la papa (dorado y agallador).
- Enfermedad de Pierce (Xylella fastidiosa) y su vector.
- Moko del Plátano (MP).
- Carbón parcial del trigo (Tilletia indico Mitra).
- Trips oriental (Thrips palmy Karny).
- Piojo harinoso de la vid.

Generalidades en el Transporte del ganado

Los vehículos deben lavarse a fondo antes de cargar el ganado, eliminando todos los residuos de heces, suciedad, sangre, etc., y desinfectarse con productos adecuados (clasificación y propiedades de los desinfectantes y productos químicos).

- Antes del envío, inspeccione que no haya objetos sueltos en tránsito, como clavos, astillas, varillas, etc. que puedan lesionar a los animales.
- Proporcione suficiente espacio para que cada animal se pare cómodamente sin amontonarse o sacar la cabeza o las extremidades de la pared. Esto evita golpes y lesiones.

La necesidad de transportar animales para faena se da principalmente en operaciones comerciales y en menor medida en el sector rural o de subsistencia. Estos animales deben ser trasladados por diferentes motivos, entre ellos el transporte a mercados, mataderos, zonas de reposición o pastoreo, o simplemente porque han cambiado de propietario. Los animales pueden ser transportados a pie, por camión, por tren, por barco, o por avión.

En los países en desarrollo, la gente está acostumbrada a transportar ganado a pie, en camión o en tren. El camino tradicional ha sido a pie, pero con la urbanización de la población y la comercialización de la producción ganadera, el transporte de ganado por carretera y ferrocarril se ha quedado pequeño.

No hay duda de que el transporte de ganado es la etapa más estresante y peligrosa de toda la cadena operativa entre la granja y el matadero y es una causa importante de crueldad animal y pérdida de producción.

Cualquier vehículo que se utilice para transportar ganado para el sacrificio debe tener ventilación adecuada, pisos antideslizantes y drenaje adecuado. Además, debe tener algún tipo de protección contra el sol y la lluvia, especialmente para los cerdos. Los lados deben ser lisos y libres de golpes y bordes afilados. Ningún vehículo debe estar completamente cerrado.

Los vehículos de transporte no deben estar completamente cerrados, ya que la falta de ventilación causa un estrés indebido y hasta la asfixia, especialmente en climas calientes.

La mala ventilación puede hacer que se acumulen los gases de escape del motor y posiblemente envenenar al animal. Los cerdos son particularmente susceptibles al calor, la mala circulación del aire, la alta humedad y el estrés respiratorio.

Necesitan vehículos bien ventilados. Un flujo libre de aire sobre el suelo es importante para acelerar la eliminación de amoníaco de la orina.

Daños causados por el envío

Un transporte inadecuado puede tener efectos muy graves y perjudiciales para el bienestar del ganado y provocar pérdidas significativas en la calidad y el rendimiento.

El transporte, ya sea de corta o larga distancia, puede ser estresante para los animales. Su consecuencia más inmediata es una disminución de la calidad, cuando no de la productividad. El objetivo del proyecto europeo catra fue identificar puntos críticos del transporte y deficiencias claramente mejorables, con lo que se dio a conocer recientemente, deben aportar luz para la futura ley europea de bienestar animal.

Según European Macro Research, el tiempo de tránsito no es tan importante como las condiciones de tránsito. Los investigadores de Katla estudiaron de forma independiente estos dos factores y demostraron que los tiempos de tránsito muy cortos pueden ser tan estresantes como los tiempos de tránsito largos.

El experimento se llevó a cabo con diferentes grupos de ganado siguiendo la misma ruta y con condiciones de camiones cuidadosamente controladas. La única diferencia es el tiempo de tránsito: 30 minutos, 3 horas o 6 horas. "El tiempo es corto y el estrés es alto porque los animales no pueden adaptarse", explica Levrino. Durante un largo período de tiempo, los animales se adaptan, pero sufren deshidratación y reservas de energía reducidas. El resultado es un estrés innecesario para los animales y una carne de peor calidad.

Para los animales transportados a un corral de engorde en otro país, como los terneros frisones de Alemania. La consecuencia es un estrés innecesario para el animal.

Para los animales que se envían a un corral de engorde en otro país, como un ternero frisón de Alemania, la consecuencia del estrés es la inmunosupresión del animal y todos los efectos que conlleva. Otro factor de estrés importante se agrega si los cachorros se separan de sus madres.

El envío a largo plazo no es una excepción. Un ejemplo es lo ocurrido entre Aragón y Sicilia, donde se arraigó la costumbre de comprar animales vivos para el sacrificio. Incluso si no supera el tiempo de tránsito máximo legal de 29 horas (incluidos los descansos), sigue siendo un viaje largo.

Quizás eso cambie con la introducción de nuevas propuestas regulatorias que están siendo estudiadas por la Comisión Europea. Aunque hay dudas. Una sugerencia es una duración máxima del viaje de nueve horas con un descanso de 12 horas en el camión, pero ese período de descanso no se entiende completamente. En opinión de este investigador, doce horas en un camión estacionado.

Regulación nacional e internacional para la transportación animal

La necesidad de transportar animales para el sacrificio se da principalmente en las operaciones comerciales, seguido del sector rural o de subsistencia.

Estos animales tienen que ser trasladados por diferentes motivos, entre ellos el transporte a mercados, mataderos, zonas de abastecimiento o de pastoreo, o simplemente porque han cambiado de forma de pastoreo.

Existe una tendencia mundial hacia la mejora de las condiciones de bienestar de los animales durante el transporte para que se minimice el estrés, se minimice el riesgo de lesiones y se mantengan en un espacio cómodo. Además, es beneficioso para los productores ya que la reducción de las hormonas del estrés mejora la calidad de la carne y reduce las pérdidas por confiscación de áreas lesionadas y muertes de animales durante el transporte.

Reglamento para la Protección del Ganado Durante el Transporte (Decreto N° 30 del Ministerio de Agricultura), publicado en el Diario Oficial el 16 de mayo de 2013, debe ser fiscalizado por el SAG, y tiene el objetivo de resguardar la seguridad y el bienestar animal durante el proceso de carga, transporte y descarga del ganado.

Este Reglamento define como "ganado" a los animales pertenecientes a todas las categorías de las especies destinadas a la producción de carnes, pieles, plumas u otros productos.

Análisis de pérdidas por inmovilización

El sacrificio humanitario de los animales utilizados para obtener productos comestibles y subproductos útiles es una obligación. A continuación, los cadáveres deben manipularse de forma higiénica y eficiente.

Los animales deben estar sanos y fisiológicamente normales en el momento del sacrificio. Los animales que vayan a ser sacrificados deberán estar bien descansados, preferiblemente durante la noche, especialmente después de varias horas o viajes largos. Sin embargo, los cerdos y las aves de corral a menudo se sacrifican al llegar porque los tiempos y las distancias de transporte suelen ser cortos y las limitaciones de los corrales de engorde son altas.

Los animales deben recibir agua y, si es necesario, comida durante este tiempo. Los animales heridos o enfermos se pueden identificar durante el período de espera y los animales enfermos se pueden poner en cuarentena.

Es muy importante asegurar adecuadamente los animales para el sacrificio, inmovilizados apropiadamente antes del aturdimiento o el desangrado. Esto tiene como objetivo asegurar la estabilidad del animal para que el aturdimiento se realice correctamente.

Tratamiento profiláctico en masa

La prevención se refiere al conjunto de medidas o métodos veterinarios e higiénicos tomados y aplicados para prevenir la aparición de una enfermedad, limitar su desarrollo, asegurar su eliminación o paliar sus complicaciones o secuelas.

En el campo de las enfermedades infecciosas, los diferentes métodos de prevención se pueden dividir en prevención médica y prevención asistencial. El primero es la vacunación, administración de fármacos profilácticos, castración de sementales positivos a arteritis viral equina, etc. Mientras tanto, cuarentena, aislamiento, sacrificio y desinfección.

Cuarentena y cerco sanitario

Las enfermedades que afectan a los animales suponen una amenaza permanente para la producción ganadera y se realizan enormes esfuerzos para combatirlas. Asimismo, el ingreso de una enfermedad animal exótica al territorio peruano tendría efectos devastadores no solo por los costos directos cuantificables que podría ocasionar la enfermedad, sino también por la pérdida de mercados debido a los embargos comerciales basados en razones zoosanitarias. Los países libres de enfermedades que mantengan relaciones comerciales con el Perú lo implementarán de inmediato. Por ello, el SENASA ha emprendido desde hace tiempo acciones encaminadas a la modernización y actualización de sus estructuras y procedimientos, como único mecanismo capaz de garantizar su adecuación al rápido flujo del comercio internacional.

Sin embargo, el rol del SENASA en sanidad animal y cuarentena no se limita al control y fiscalización de las importaciones de animales, productos y subproductos de origen animal, sino que participa intensamente en las actividades de exportación de mercancías pecuarias, mediante la fiscalización y certificación zoosanitaria de establecimientos exportadores, y mercancías pecuarias de exportación, garantizando la calidad zoosanitaria de estos productos a los países importadores, y establece nuevos vínculos con potenciales importadores; además de controlar el tránsito interno de las mercancías pecuarias a nivel nacional.

- Evitar la introducción y propagación de enfermedades de importancia cuarentenaria o exótica a las poblaciones animales del país contribuye al mantenimiento de las zonas libres de enfermedades y al control sanitario de los productos pecuarios exportados durante el proceso de erradicación.
- Proponer políticas ganaderas y normas legales transparentes para garantizar la calidad higiénica de los productos pecuarios para productores, comercializadores, consumidores nacionales y vendidos en el exterior.
- Crear regulaciones de emergencia cuando las enfermedades en cuarentena o las condiciones de salud cambien en otros países.
- Notificación a la Organización Mundial del Comercio.
- Análisis de riesgos de los productos pecuarios que ponen en peligro la salud de la ganadería del país.
- Establecer requisitos zoosanitarios para la importación y transbordo internacional de productos pecuarios de diferentes países.
- Garantizar el cumplimiento de los requisitos de sanidad animal de importación de los países a donde se exportan mercancías pecuarias.

- Establecer procedimientos para la movilización de mercancías pecuarias dentro del territorio nacional y garantizar el mantenimiento de zonas libres y en proceso de erradicación de enfermedades.
- Realizar actividades de inspección, fiscalización y supervisión.
- Aperturar mercados pecuarios internacionales.

Vacunación

Se entiende por vacuna cualquier preparado destinado a generar inmunidad frente a una enfermedad estimulando la producción de anticuerpos. Por ejemplo, puede ser una suspensión de microorganismos muertos o atenuados, o productos o derivados de microorganismos. El método más común de vacunación es la inyección, aunque algunas vacunas se administran como aerosoles nasales u orales.

Veterinario" significa cualquier sustancia aplicada o aplicada a cualquier animal destinado a la producción de alimentos (como animales de carne o leche, aves, peces o abejas), ya sea con fines terapéuticos, profilácticos o de diagnóstico, o para modificar la función fisiológica o el comportamiento.

La vacunación es una forma sencilla, segura y eficaz de protegernos de enfermedades dañinas antes de exponernos a ellas. Las vacunas activan las defensas naturales del cuerpo para que aprendan a combatir infecciones específicas y desarrollen resistencia específica, en el sistema inmunitario.

Las vacunas y otros tratamientos realizados en el ganado deben ser realizados por veterinarios y otras personas competentes para realizar tales procedimientos, teniendo en cuenta el asesoramiento de los veterinarios u otros expertos en la materia y con respecto al bienestar de las vacas.

El propósito clásico de una vacuna es inducir resistencia específica contra una enfermedad.

Desparasitación

Parásitos redondos o gusanos:

La hembra de una especie de gusano pone huevos, que se excretan en las heces, y cuando están afuera, en condiciones favorables de humedad y temperatura, se forman diminutas larvas dentro de los huevos y los rompen poco después.

Cuando otros gusanos ponen sus huevos, las larvas ya están en el suelo y, en buenas condiciones, revientan (eclosionan) y las larvas salen.

El término desparasitación en sí significa literalmente la eliminación de parásitos, aunque actualmente se practica como método profiláctico, es decir, para evitar que nuestra mascota se parasite, más que como un tratamiento en sí. Debe llevarse a cabo para que nuestra mascota tenga una buena calidad de vida, y también para evitar que nos podamos contagiar nosotros mismos, ya que existen parásitos que pueden contagiarnos.

Lo primero que haremos será hablar de los dos tipos de desparasitaciones que se realizan, internas y externas.

Platelmintos o tenias:

Las tenias de vaca permanecen en el intestino y cuando se llenan de huevos, se desprenden de partes del cuerpo y los huevos se desprenden, que son arrastrados por el agua o comidos por escarabajos que viven en la hierba. Luego, los animales ingieren los huevos bebiendo agua contaminada con los huevos o comiendo hierba junto a los escarabajos, infectándose.

Coccidios:

Son el mismo tipo de parásito que las amebas. Los huevos excretados por los animales infectados durante la defecación contaminan el agua y el pasto, infectando así a otros animales.

Según los resultados de laboratorio, el tratamiento contra los endo y ectoparásitos se realizará en dos etapas, dependiendo de la cantidad de parásitos, las condiciones climáticas, los factores epidemiológicos de la sarna y el manejo de la producción e higiene animal en cada uno de los ámbitos.

Cuando hablamos de desparasitación externa, nos referimos a la eliminación de parásitos externos que afectan la piel y el pelaje del animal. Estos parásitos también son capaces de propagar enfermedades muy graves. Nos referimos a artrópodos como pulgas, garrapatas y piojos.

Análisis de muestras

Una prueba de laboratorio examina una muestra de sangre, orina o tejido corporal. Un técnico o médico analiza la muestra para determinar si los resultados están dentro de los rangos normales. La prueba utiliza un rango de valores porque los valores normales varían de persona a persona. Muchos factores pueden afectar los resultados de la prueba.

- Género, edad y raza.
- Lo que come y bebe.
- Medicamentos que toma.
- Siga las instrucciones antes del análisis.

El análisis químico de muestras de materiales se puede realizar desde dos ángulos: Análisis cualitativo y análisis cuantitativo.

El análisis cualitativo determina la identidad química de las especies en una muestra. El análisis cuantitativo determina numéricamente las cantidades relativas de especies que componen una muestra.

La química analítica ha jugado un papel fundamental en el desarrollo de la ciencia. De hecho, su importancia ha motivado su estudio regular desde los inicios de la historia química. La química analítica no está simplemente relacionada con otras ramas de la química, sino con muchas otras ciencias, por lo que a menudo se la describe como una "ciencia central". Además, la naturaleza interdisciplinaria del análisis químico lo convierte en una herramienta importante en laboratorios médicos, industriales, académicos y gubernamentales.

Las muestras se pueden obtener ante-mortem o post-mortem. Consideraciones específicas relacionadas con diferentes tipos de muestras:

Sangre, heces, epitelio, muestras oculares, muestras del tracto reproductivo, secreciones nasales, saliva y líquidos vesiculares, leche y alimentos de los animales.

Calendario zoosanitario

El "Plan de Salud" se enfoca principalmente en el control, prevención y eliminación de enfermedades que afectan el sistema productivo ganadero, fortalece las medidas de manejo y diagnóstico, y reduce los factores de riesgo que afectan la salud del ganado y las aves. Los programas de manejo, vacunación y desparasitación son genéricos y deben ser ajustados e interpretados para cada finca o región específica porque la epidemiología de la enfermedad varía de región a región e incluso entre fincas.

Las vacunas para ciertas enfermedades, como fiebre aftosa, brucelosis, estomatitis vesicular, están sujetas a fechas o recomendaciones emitidas por el Instituto Colombiano Agropecuario ICA.

Las enfermedades en proceso de erradicación se manejan bajo diferentes esquemas, como el Esquema de Granjas Libres de Brucelosis y Tuberculosis, Tuberculosis y Fiebre Aftosa, que cuentan con normativa oficial que regula estas enfermedades.

El plan general de salud se muestra en el siguiente:

Las condiciones para tener un ternero protegido,

- Servir los animales cuando ya estén bien desarrollados.
- Madres vacunadas antes del parto.
- Condiciones higiénicas para el parto y procurar que sea rápido.
- Mamado de calostro en las primeras 6 horas post parto.
- Criado en un ambiente higiénico.
- El ombligo: desinfecte, seque y ligue el ombligo del ternero, utilice una solución de yodo al 5%, esta le ayudará a reducir el riesgo de infección y acelera el secado del cordón.
- El calostro: los terneros según la raza deben tomar entre 3 y 4 litros de calostro en las primeras 12 horas de vida. El ternero debe recibir calostro por lo menos durante sus primeros tres días de vida.

Vacío sanitario

Este concepto significa que una instalación ganadera está libre de todos los materiales vivos o inertes que permitirían que los organismos oportunistas y/o patógenos (microorganismos) vivan en ella. Para lograr un vacío sanitario adecuado, la ropa de cama, el polvo, las plumas o el cabello, el agua de las tuberías y tanques, los residuos de alimentos y todos los desechos, residuos orgánicos, residuos y suciedad deben retirarse de la instalación para interrumpir el ciclo de vida de los patógenos.

El vacío de saneamiento comienza una vez que hemos limpiado, sanitizado, higienizado y desratizado la instalación, no antes.

No se puede considerar que estamos aspirando higiénicamente si guardamos las camas para alojamientos posteriores o si no se limpian, higienizan, desinfectan y/o desratan adecuadamente.

La implicación del concepto es liberar las instalaciones de utilización de ganado de todos los materiales vivos o inertes que permitan el mantenimiento en las mismas de organismos oportunistas y/o patógenos.

Para lograr un vacío sanitario adecuado, la ropa de cama, el polvo, las plumas o el cabello, el agua de las tuberías o tanques, los residuos de alimentos y todos los desechos, residuos orgánicos, residuos y suciedad deben retirarse de la instalación para interrumpir el ciclo de vida de los patógenos.

Controlar plagas

Las especies animales capaces de causar daños a la salud son consideradas vectores de epidemias o destruyen bienes muebles (alimentos, instalaciones y equipos), haciendo que pierdan su eficacia, expresividad, valor y causen daños materiales.

Esta actividad es consistente con técnicas diseñadas para contrarrestar la reproducción de especies animales que causan daños materiales y físicos. Se ocupa de la limpieza a fondo de las áreas internas y externas del hospital donde existe y persiste el criadero de plagas que, por sus hábitos sucios, se convierten en portadores, propagadores de infecciones y enfermedades epidemicas.

CAPITULO IV

Importancia de la infraestructura

El sistema de producción pecuaria es también un concepto de apoyo, brindando servicios administrativos, comerciales, de profesionalización y comunicación, además de absorber los costos inherentes a la operación (entradas, alojamiento y alimentación, etc.).

La salud animal es uno de los pilares más importantes para garantizar el bienestar animal en una explotación ganadera. La higiene es una herramienta fundamental para prevenir controlar y erradicar las enfermedades entre los animales que se encuentran en las instalaciones.

Para garantizar la higiene y el bienestar animal en las explotaciones ganaderas, se deben establecer unas correctas prácticas higiénicas en cuanto a las medidas higiénicas. Uno de los enfoques principales es desarrollar planes de gestión de saneamiento o bioseguridad para ayudar a los agricultores a prevenir la propagación de enfermedades que pueden afectar a los animales y trabajadores agrícolas.

SAGARPA proporciona infraestructura, maquinaria y componentes de equipos pecuarios de posproducción a sectores relacionados con la actividad pecuaria con el fin de apoyar a las unidades ganaderas y aumentar el valor de los productos pecuarios.

Componente Infraestructura, Maquinaria y Equipos de Postproducción Ganadera Gestión de los siguientes conceptos de apoyo: Infraestructura, Maquinaria y Equipos de Postproducción (transformación de productos) Incentivos a la Postproducción Ganadera (certificación de productos y servicios del sector).

Las medidas de higiene que deben desarrollar las explotaciones ganaderas se basan en tres pilares fundamentales: prevención, gestión y registros de higiene.

Riesgos para la salud en las explotaciones ganaderas (prevención).

El objetivo principal de la misión preventiva es organizar y desarrollar un programa de salud para evitar posibles problemas y aumentar la productividad de los animales. Las medidas preventivas en su plan de salud incluyen:

- Las instalaciones y buen estado requerido para la bioseguridad del espacio donde se encuentren los animales.
- Adquirir animales con calificación sanitaria y cuarentena.
- Seguir un programa de limpieza y desinfección que asegure el bienestar de los animales de granja.
- Se dispone de medios adecuados para el transporte de animales vivos para la especie y el número de animales que se transportan. Para cumplir con todos los requisitos necesarios para el transporte de animales vivos, es necesario realizar un curso de bienestar animal en el transporte.
- Seguir un programa de control de plagas para prevenir enfermedades y contaminación en productos animales.

- Restringir el acceso a la finca a todas las personas fuera de la finca.

El sector ganadero es vital para América Latina y el Caribe como fuente de alimentación esencial para la seguridad alimentaria de su población.

Más de mil millones de personas en todo el mundo dependen del ganado para su sustento, el 70% de los 880 millones de personas pobres rurales que viven con menos de USD 1.00 por día dependen al menos parcialmente de la ganadería para su subsistencia.

Los sistemas de producción ganadera se consideran la estrategia social, económica y cultural más adecuada para mantener el bienestar de la comunidad, ya que es la única actividad y tradición que puede simultáneamente brindar seguridad en la vida cotidiana, preservar los ecosistemas, promover la conservación de la vida silvestre y satisfacer los valores culturales.

Con sus extensos pastizales, condiciones climáticas favorables y uso racional de insumos como cereales (cereales, soja) y fertilizantes, América Latina tiene todos los ingredientes naturales para convertirse en un importante productor de ganado para las necesidades alimentarias y agrícolas. Garantizar la seguridad alimentaria regional y mundial.

Ubicación, Diseño y Vivienda

Todas las instalaciones ganaderas deben construirse en terrenos bien drenados, protegidos de los vientos dominantes y alejados de los centros de población. Debe estar ubicado al alcance de la mano, este es un factor esencial y fundamental e imprescindible contar con abastecimiento de agua; en lo posible debe proveerse de luz y que no ofrezca dificultad para la evacuación de las deyecciones.

En cuanto a la orientación, norte-sur o 45° al norte es mejor para climas fríos.

El alojamiento de animales en las actuales explotaciones ganaderas requiere un importante esfuerzo de adaptación. Los animales sufren estados constantes y crónicos de estrés, miedo, ansiedad, enfermedad y depresión.

Los estímulos o factores que conducen al bienestar animal deben buscarse en el entorno físico, social y ambiental que rodea al animal. Por lo tanto, existe la necesidad de mejorar la calidad del alojamiento de los animales a través de una densidad de población adecuada, el tamaño del grupo, las condiciones ambientales y la relación humano-animal, parámetros importantes en el diseño del alojamiento.

Son el conjunto de procedimientos, actividades, condiciones y controles aplicados a una unidad de producción animal para reducir los peligros asociados a agentes físicos, químicos o biológicos, y los riesgos zoosanitarios en los envíos de origen animal para consumo.

Topografía

Debido a la ubicación geográfica, el clima, el terreno y otros factores, la mayoría de las áreas de la cuenca tienen condiciones adecuadas para el desarrollo de la ganadería.

En términos generales, se puede afirmar que la mayor parte de la tierra está mejor atendida por la ganadería y la silvicultura que por el uso agrícola. En principio, la topografía de ciertas áreas limita el desarrollo a gran escala de la agricultura intensiva y mecanizada. Se cree que los esfuerzos en la industria ganadera se han centrado principalmente más en la mejora genética de los rebaños que en lograr una base forrajera mejorada y una gestión sostenible.

Se entiende por zootopografía la técnica adecuada para el tratamiento de los cuadrantes en los que se ubica la anatomía, método sencillo de localización del animal en su espacio, que permite examinar su anatomía externa o interna, aquí, aquí se toma el animal en un plano medio y se toma como punto craneal la cabeza, caudal la cola, dorsal lo que va por la parte del dorso, ventral hacia el abdomen.

La anatomía topográfica veterinaria es el estudio de la relación entre las diferentes partes de un organismo y es uno de los métodos de estudio de la anatomía animal, siguiendo otros tipos de estudio que son de carácter descriptivo en los que la forma y la estructura Construyen estructuras clasificando los órganos por dispositivos y sistemas.

Anatomía topográfica

Permite que los órganos se localicen desde fuera del individuo, lo que permite una mejor correlación clínica entre las ubicaciones de los órganos informadas en la literatura y sus ubicaciones reales al explorar semióticamente las ubicaciones de los órganos. Cuando se aplica a problemas de diagnóstico y tratamiento clínico, se denomina anatomía aplicada. En sus estudios utilizó planos realizados del cuerpo del animal e incisiones externas e imaginarias para ilustrar en qué zona se ubicaba un determinado órgano y cuáles eran sus vecinos. También se usa para nombrar partes del cuerpo, con el fin de poder utilizar una nomenclatura universal entre los profesionales del área, que les permita ubicarse en una zona específica en el momento que lo necesiten.

Orientación

En ambos climas, cuando hay fuertes vientos de una dirección particular, la orientación relativa al sol puede verse sacrificada y el eje principal del edificio está en la misma dirección que el viento predominante.

Orientar según la dirección del viento, otra opción es plantar árboles para crear un cortaviento.

Lo mismo debe decirse del diseño, selección y uso de los edificios y la mejora del ganado. Se analizan las metas y objetivos generales del desarrollo ganadero, así como las características específicas de los tipos y razas de ganado, las características de las regiones y fincas y, finalmente, las posibilidades técnicas, administrativas y económicas de la ganadería.

Desde un punto de vista técnico, el objetivo de una explotación ganadera es lograr un alto rendimiento físico (leche y carne) por unidad de superficie en un período determinado.

Estos criterios deben guiar la selección de materiales de construcción, la forma de los espacios de manejo del ganado, y las distancias para movilización del trabajador, Los animales y los elementos necesarios para cada labor o tarea. Igualmente, la ubicación relativa de cada una de las instalaciones con respecto a las otras y con respecto a los servicios necesarios (provisión de agua, energía, transporte, etc.).

Suministro de agua en calidad y cantidad

El ganado adulto consume del 10 al 15 por ciento de su peso corporal en agua. Una vaca lechera puede consumir de 70 a 110 litros de agua por día (l/d) y una vaca de carne puede consumir de 78 a 102 litros por día. Las hembras preñadas consumen más agua que las hembras en ayunas y las hembras lactantes consumen más agua que las hembras desecadas. Estos agotamientos se deben al hecho de que los animales utilizan grandes cantidades de agua para eliminar el calor corporal.

Incluso si el suministro de agua es continuo, es importante contar con bebederos con adecuada accesibilidad, capacidad y tiempo mínimo de recarga porque los animales tienden a realizar actividades grupales como rumiar, comer, permanecer en la sombra, etc. Si los bebederos no tienen suficiente tiempo de recuperación debido a la baja presión del agua o al diámetro insuficiente de la tubería de suministro, no podremos aprovechar al máximo el potencial de escala que nos brinda la hidráulica.

Cuando pensamos en potenciar la producción de nuestras estancias, el primer recurso a mejorar es el agua, de lo contrario los demás recursos de la estancia serán menos eficientes.

La salud animal es uno de los pilares más importantes para garantizar el bienestar animal en una explotación ganadera. El saneamiento es una herramienta esencial para la prevención, control y eliminación de enfermedades animales en una instalación.

Para garantizar la higiene y el bienestar animal en las explotaciones ganaderas, se deben establecer unas correctas prácticas higiénicas en cuanto a las medidas higiénicas. Uno de los enfoques principales es desarrollar planes de gestión de saneamiento o bioseguridad para ayudar a los agricultores a prevenir la propagación de enfermedades que pueden afectar a los animales y trabajadores agrícolas. Las medidas de saneamiento que deben desarrollar las explotaciones ganaderas se basan en los siguientes tres aspectos: Prevención, gestión y documentación sanitaria.

Diseños de construcción adecuados al medio ambiente

En un sentido amplio, el ambiente es la suma de todas las condiciones y circunstancias externas que rodean a un animal y afectan su salud, bienestar, productividad y eficiencia reproductiva.

El medio ambiente incluye todos los factores que rodean y afectan a un animal, como el manejo, la nutrición, los factores sociales, las enfermedades y, lo que es más importante, los factores climáticos.

Los factores climáticos incluyen la temperatura (máxima y mínima), la humedad relativa, el movimiento del aire (ventilación), la radiación solar y más.

En cualquier tipo de explotación ganadera, los animales nunca deben estar separados de su entorno, ni su producción debe considerarse aislada de dicho entorno. El propósito fundamental de una instalación ganadera es cambiar las condiciones ambientales para optimizar técnica y económicamente la producción animal. A partir de lo anterior, comience por decidir el tipo y diseño del dispositivo a utilizar: Si se hace abierta, no modifica significativamente el ambiente, si es cerrada, si modifica considerablemente el ambiente.

Instalaciones hidráulicas, sanitarias, eléctricas, herrería

La finalidad del saneamiento es eliminar de forma segura (aunque no necesariamente económica) las aguas residuales y pluviales de las edificaciones, además de establecer sellos o trampas hidráulicas para evitar que gases y olores desagradables provenientes de la descomposición de la materia orgánica salgan de la edificación. Se utiliza generalmente loza sanitaria o a través del alcantarillado.

Una unidad hidráulica es un conjunto de tuberías y conexiones de diferentes diámetros y materiales, para el suministro y distribución de agua dentro de un edificio, esta unidad suministrará agua a todos los puntos y lugares necesarios para la obra de manera que el líquido se suministre en cantidad suficiente y presión Llegar a todas las zonas húmedas de la estación.

- Las instalaciones eléctricas, por sencillas o complejas que parezcan, son el medio por el que se alimentan los hogares y las industrias para el funcionamiento de los aparatos domésticos o industriales respectivamente, que necesiten de ella.
- Es importante tener en cuenta las estrictas normas que debemos cumplir para garantizar un buen y duradero funcionamiento, es por ello que el fin del trabajo es que ante una situación dada sepamos actuar adecuadamente y cuidemos proteger nuestra integridad física.

Las instalaciones eléctricas, por sencillas o complejas que puedan parecer, son el medio por el cual los hogares y las industrias se abastecen de energía eléctrica para el funcionamiento de los equipos domésticos o industriales que así lo requieran, respectivamente.

Es importante tener en cuenta las estrictas normas que debemos cumplir para garantizar un buen y duradero funcionamiento, es por ello que el fin del trabajo es que ante una situación dada sepamos tomar las medidas adecuadas y cuidar de nuestra seguridad física mediante el uso de medidas de protección integridad.

Se denomina dispositivo eléctrico al conjunto de elementos que permiten la transmisión y distribución de energía, desde el punto de suministro hasta los equipos que la utilicen. Entre estos elementos se incluyen: Tableros, interruptores, transformadores, bancos de capacitares, dispositivos, sensores, dispositivos de control local o remoto, cables, conexiones, contactos, canalizaciones, y soportes.

Las instalaciones eléctricas pueden ser abiertas (conductores visibles), aparentes (en ductos o tubos), ocultas, (dentro de paneles o falsos plafones), o ahogadas (en muros, techos o pisos).

Pisos

La pendiente longitudinal del piso del establo debe ser del 1%, en la misma dirección que la pendiente del corral de alimentación. La máquina de ordeño debe instalarse a lo largo de la pendiente del piso de la vaca con el receptor en el punto más bajo (cerca del establo). La pendiente transversal en la dirección del travesaño será del 2%.

Posición de la primera vaca Ninguna vaca querrá ser la primera en entrar a la sala desde el corral si la primera vaca está incómoda y esto provocará retrasos en la entrada de las vacas. A su vez, si la primera vaca no está colocada correctamente, hará que las otras vacas se desplacen. El primer espacio debe ser 0,20 m más grande que los otros espacios. El poste de enganche de la puerta debe colocarse de modo que no pellizque la cabeza de la primera vaca.

Los sistemas de pisos para instalaciones de animales pueden variar bastante dependiendo de los animales y los procedimientos realizados, pero todos tienen algo en común: La necesidad de sistemas de recubrimiento de piso de concreto que sean impermeables y resistentes a los desechos de animales, absorción de olor, manchas y limpiadores agresivos usados para saneamiento.

Zona de control

El operador debe permanecer en el borde del área. Si un animal se vuelve hacia una persona, significa que esa persona ha abandonado su área de vuelo.

Cuando una persona entra en la zona de fuga, el animal se da la vuelta. Si los animales en un corral o pasillo se inquietan en presencia de una persona, eso significa que esa persona está en su área de vuelo y debe irse. La instalación de lados sólidos en el conducto y en la caja de choque puede ayudar a calmar al animal al crear una barrera entre el animal y la persona que se acerca demasiado.

Los animales con temperamentos extremadamente inestables tienen un rango de vuelo más amplio. Los animales que entran en contacto cercano con humanos tienen un rango de vuelo más estrecho que los animales que rara vez se encuentran con humanos. Los animales excitados tienen un área de vuelo más grande que los animales tranquilos. Los animales entrenados no tienen zona de fuga, lo que dificulta su pilotaje.

Para forzar al animal a avanzar, el operador debe colocarse detrás del punto de equilibrio a la altura de los cuartos delanteros. Para obligar al animal a moverse hacia atrás, el operador debe pararse frente al punto de equilibrio. El modo deportivo del operador puede reducir el uso de perforadoras eléctricas. Cuando el operador pasa en sentido contrario, la vaca, la oveja o el cerdo avanzarán en la manga.

El operador debe moverse rápidamente para pasar el punto de equilibrio en los cuartos delanteros e impulsar al animal hacia adelante. El animal no avanzará hasta que el operador haya pasado la altura de sus cuartos delanteros y haya alcanzado sus cuartos traseros.

Toallas sanitarias, piscina para pies

Lo suficientemente grande como para pisarlos y no poder esquivarlos.

Fácil de lavar y limpiar

Lave los recipientes utilizados como toallas higiénicas con agua y jabón. Lavar (en el caso de que se use) la esponja de hule espuma del tapete sanitario, que mantiene al desinfectante en su sitio.

❖ Aplicar la solución desinfectante previamente preparada.
❖ Cambiar los desinfectantes aproximadamente cada 3 meses.

Pileta

Este es un concepto que tiene múltiples usos, y su significado puede variar de un país a otro. En algunos países de América del Sur, piscina se utiliza como sinónimo de área de inmersion.

Se estima que el 15-20% de la producción ganadera total se pierde debido a la infección. La intensificación de la producción llevó a la creación de líneas genéticas especializadas para dicha producción, en muchos casos perdiendo parte de la rusticidad de la raza. Esto significa que trabajamos con animales que son más sensibles a problemas patológicos.

El término bioseguridad comenzó a utilizarse como un concepto integrado en la década de 1990. "La bioseguridad implica planificar e implementar un conjunto de lineamientos y estándares de operación cuyo objetivo principal es proteger a los animales del ingreso de organismos patógenos".

La bioseguridad es parte fundamental de cualquier industria ganadera ya que aumenta la productividad y un aumento en el rendimiento económico.

Para que el programa de saneamiento sea eficaz, debemos implementar un sistema de gestión de "todo dentro, todo fuera" para las botellas sanitarias vacías que se utilizan para limpiar las instalaciones. La limpieza es una parte fundamental del saneamiento de un área o establecimiento, y cuando se realiza correctamente, se eliminará el 90% del material microbiano del área. Esto se hace en 2 pasos:

- ❖ Limpieza en seco. Elimina físicamente toda la suciedad visible y la materia orgánica. (limpiar, barrer, etc.).

❖ Lavado húmedo. Antes de la limpieza, la superficie debe humedecerse para su uso posterior con un agente de limpieza especial. Es importante realizar una manipulación mecánica (esculpir) durante este proceso para eliminar el biofilm. Finalmente, enjuague con agua para eliminar el detergente.

Validación de limpieza. Existen diversas herramientas que nos permiten comprobar que el proceso de limpieza va bien, y medir la cantidad de materia orgánica restante (ATP).

Registros de limpieza

Conocidos como "Procedimientos de Prácticas Operativas de Saneamiento Estandarizados" (POES por sus siglas en inglés), son registros que detallan los procedimientos de limpieza realizados en superficies o equipos. En la industria ganadera es de ayuda porque nos permite tener trazabilidad de la limpieza de la instalación o equipo. ¿Cuándo lo hiciste? ¿Quién lo hizo? ¿Qué productos se utilizan? También hay otras cuestiones relacionadas para obtener un control adecuado sobre este programa. También nos permite identificar fallos o errores para poder corregirlos en futuras aplicaciones.

Las superficies deben estar completamente secas antes de comenzar la desinfección para evitar reducir la eficacia de los ingredientes activos.

Barrera natural

Las barreras biológicas son un conjunto de mecanismos que permiten que los animales y otros organismos reconozcan, neutralicen y eliminen sustancias extrañas a medida que ingresan a ciertas partes de sus sistemas.

Generalmente, en la ciencia y medicina veterinaria, estos sistemas se consideran parte del concepto de inmunidad, término derivado del latín immunis, que en su forma original significaba algo gratuito o no afectado de ninguna manera.

La inmunidad de un organismo (y por tanto la principal barrera) depende del sistema inmunitario. Sin embargo, contrariamente a lo que se cree, el sistema inmunitario no está formado por órganos especializados en la función de combatir antígenos, sino por células, tejidos y órganos que forman parte de otros sistemas que tienen ciertas partes especializadas, principalmente contra patógenos como como piel y estómago. Las barreras biológicas se componen así de varios mecanismos ubicados alrededor del cuerpo que primero intentan evitar la entrada y el desarrollo de patógenos en el cuerpo.

Cuando la acción no es plenamente eficaz, el microorganismo o el virus se instala y produce enfermedades, entrando entonces en funcionamiento la inmunología propiamente dicha.

Cortinas rompe vientos

Una barrera contra el viento, o pantalla forestal, es una serie de árboles plantados en sucesión para brindar protección contra el viento, la erosión y la evapotranspiración repentina. Se plantan en los bordes de campos o campos. Puede consistir en perennes.

En los edificios, las cortinas diseñadas correctamente pueden reducir los costos de calefacción y refrigeración, y así ahorrar energía.

En las carreteras, las cortinas ayudan a evitar que la nieve se acumule en la cinta de asfalto. Otros beneficios son proporcionar un hábitat para la vida silvestre y también se pueden utilizar para extraer ramas para leña.

Otro uso de las cortinas es separar la casa de campo de la carretera principal. Esto reduce la intrusión visual de la carretera, reduce el ruido del tráfico y mejora la distancia entre los animales de granja y la carretera.

Cerca de perimetro

El cerco perimetral es básicamente un sistema cerrado de seguridad que separa el desarrollo de una obra de su entorno inmediato, ya sea la ciudad, rural, y en otros casos hasta industrial.

Actualmente en el mercado peruano se puede observar una gran variedad de cercos que van desde los elaborados con malla metálica hasta los cercos prefabricados de concreto cuyo único fin es proteger y proteger el interior de un inmueble, esté o no en construcción.

En edificación, un cerco perimetral es esencialmente un sistema cerrado de seguridad que separa el desarrollo de un proyecto de su entorno inmediato, ya sea urbano, rural o incluso industrial en otros casos.

El Gerente General de Mesh and Fittings, Ingeniero Nicola Cancino, informa que existe una tendencia en el mercado de la seguridad y salud en el trabajo que comienza con carcasas hechas de esteras y madera contrachapada (triplay), para luego pasar a sistemas metálicos y de concreto más seguros y compactos.

La aplicación de estos caparazones también se puede utilizar para definir la construcción de grandes proyectos de infraestructura, como educación, hospitales, aeropuertos, entre otros, ofreciendo una seguridad que a la vez incrementa el valor de la misma propiedad.

"El cerco permite distinguir una propiedad de las otras colindantes, algo fundamental para todo propietario, pero también hay empresas que la aplican para cerrar sus terrenos y evitar invasiones a futuro".

Puertas de acceso

Un gateway o puerta de enlace es un dispositivo que actúa como interfaz de conexión entre dispositivos o dispositivos y además hace posible que dos o más ordenadores compartan recursos.

Puerta

Es una abertura diseñada y construida en la pared para permitir el paso si se requiere.

El uso de una combinación de cerradura y candado puede abrir la puerta para permitir el acceso y cerrar la puerta de forma más o menos segura. Las puertas son habituales en casi todo tipo de edificaciones, permitiendo el paso entre interior y exterior y estancias interiores.

Cuando están abiertos, permiten la ventilación y la luz.

Son muy utilizados y se pueden encontrar en paredes o tabiques de edificios o espacios, muebles como armarios, cajas, vehículos y contenedores. También se utilizan para identificar áreas de un edificio con fines estéticos, separando las áreas "formales" de las áreas comunes.

Las puertas también tienen una función estética y pueden impresionar de lo que está más allá. Del mismo modo, las puertas aparecen con frecuencia en situaciones metafóricas o alegóricas, en la literatura y las artes, a menudo como un presagio del cambio.

Arcos y tapetes sanitarios

Arco Sanitario es un innovador y eficaz sistema de desinfección de vehículos y peatones, cuya función es desinfectar unidades o personal que ingresa a instalaciones de alta protección.

1 litro de ingredientes

- 833 ml de etanol (también conocido como alcohol de glucosa, C_2H_5OH), 96%.
- 42 ml de peróxido de hidrógeno (peróxido de hidrógeno, H_2O_2), 3%.
- 15 ml de glicerina (glicerol), 98%.
- Agua destilada estéril o hervida fría (requiere 1L).

Almacenes, corrales y zahurdas

Instalaciones ganaderas. Los requisitos mínimos que se deben cumplir para la construcción de naves ganaderas.

Las técnicas de construcción deben mantener la circulación del aire, los niveles de polvo, la temperatura, la humedad relativa del aire y las concentraciones de gases dentro de límites que no sean dañinos para los animales en las instalaciones.

- Iluminación suficiente para satisfacer las necesidades fisiológicas y de comportamiento del animal.
- Tiene espacio para vivir necesario para cada especie en proporción con el número y peso vivo de los animales.
- Mantener una ventilación adecuada de acuerdo a la capacidad del edificio.
- Equipar las casas con controles de clima, calor y frío y ambientales.

Galpones ganaderos a cargo de especialistas en ingeniería, construcción, albañilería, plomería, electricidad, instalación de materiales necesarios para galpones ganaderos, comederos, bebederos, silos de alimentación, ventilación y demás accesorios ganaderos, diseño de fincas, mantenimiento y venta de diversos materiales ganaderos.

Proporcionamos diseño de planos, construcción de almacenes, equipos. Ganado requerido para criar varios animales, como cerdos, pollos, ovejas y conejos.

Materiales de construcción

Es una materia prima, o más comúnmente, un producto terminado utilizado en la construcción de edificios o de ingeniería civil.

Los materiales de construcción son los bloques de construcción y los elementos de construcción.

Desde su nacimiento, los humanos han alterado su entorno para adaptarlo a sus necesidades. Para ello, hace uso de diversos materiales naturales, que con el paso del tiempo y el desarrollo tecnológico se han ido transformando en diferentes productos a través de procesos de fabricación cada vez más complejos.

Los materiales naturales sin procesar (piedra, madera, arcilla, metal, agua) se denominan materias primas, mientras que los productos elaborados a partir de ellos (yeso, cemento, acero, vidrio, ladrillos) se denominan materiales de construcción.

Sin embargo, todavía se utilizan algunas materias primas con poco o ningún tratamiento previo durante la construcción. En estos casos, estas propias materias primas también se consideran materiales de construcción.

Así, un mismo material se puede encontrar contenido en diferentes categorías: por ejemplo, la arena se puede utilizar como material de construcción (lechos de arena o lechos de arena bajo algunos tipos de pavimento), o como parte integrante de otros materiales de construcción (como los morteros), o como materia prima para la elaboración de un material de construcción distinto (el vidrio, o la fibra de vidrio).

Los primeros materiales utilizados por el ser humano fueron la tierra, la piedra y las fibras vegetales como la madera o la paja.

El "material hecho por el hombre" más antiguo por los humanos puede haber sido ladrillos de barro (adobe), que datan del 13.000 a. C. Los primeros ladrillos de arcilla cocida que se conocen datan del año 4000 a. C.

Limpieza

La limpieza es el acto y el efecto de limpiar (quitar la suciedad, las manchas o las imperfecciones de algo; quitar las hojas secas o las vainas de las verduras y legumbres; hacer que un lugar quede libre de cualquier cosa dañina).

Por ejemplo: "Terminé la cocina, me comprometo a limpiar el baño", "El gobierno debería encargarse de limpiar las playas", "Se tarda mucho en limpiar las remolachas".

La palabra también se refiere a la calidad de la limpieza: "Te felicito: la casa está increíblemente limpia", "Si bien la limpieza y el orden del chico son normales, la verdad es que hace bien su trabajo", "Gracias a este plan ecologista, el pueblo puede volver a hacer gala de su limpieza".

Desinfección

La desinfección es el proceso químico de matar o erradicar microorganismos, como patógenos, así como bacterias, virus y protozoos sin discriminación, evitando el crecimiento de microorganismos patógenos en la etapa vegetativa que se encuentran en objetos inertes.

Los desinfectantes reducen los organismos nocivos a niveles que no perjudican la salud ni la calidad de los productos perecederos. Algunos compuestos, como los compuestos fenólicos, también pueden actuar como conservantes.

Los desinfectantes se aplican a objetos inanimados, como instrumentos y superficies, para tratar y prevenir infecciones.

La desinfección del agua también puede ser una desinfección física, incluida la ebullición, la filtración y la irradiación ultravioleta. Los desinfectantes deben distinguirse de los sanitizantes, que son sustancias que reducen la cantidad de microorganismos a niveles seguros.

Señalización

Sistema de comunicación visual sintetizado por un conjunto de signos o símbolos que funciona en aquellos puntos espaciales que crean dilemas de comportamiento (por ejemplo, en grandes superficies (centros comerciales, fábricas, polígonos industriales, parques tecnológicos, aeropuertos, etc.).

El diseño de señales comienza con el estudio de la planta de una gran superficie (carretera, vía o circuito elevado), funciona presentando una nueva y optimizada organización de estas circulaciones y finaliza con el diseño de una gráfica sintética y de fácil comprensión. símbolo para guiar a personas o vehículos a través de estas grandes superficies. Los símbolos diseñados variarán según se utilicen para señalización interior o exterior, para guiar a peatones o para guiar vehículos.

En las empresas, estos símbolos suelen seguir pautas de identidad visual corporativa (colores, estilo, geometrías, tipografía, etc. propios de la empresa) o bien pueden contener el distintivo visual (logotipo o marca) de la empresa dentro de cada señal o rótulo.

Agua de consumo y tanques de almacenaje

Un aspecto fundamental para satisfacer el abastecimiento de agua potable de una población es su almacenamiento y regulación. Operar un sistema de dispensación requiere una comprensión de los estándares operativos básicos vigentes, desde los cambios en el consumo del consumidor a lo largo del día hasta la gestión de los sistemas de válvulas y el equipo de bombeo en cada tanque. Otro punto importante son las normas. Esto se aplica a cada acción o decisión que debe tomarse.

Vale la pena mencionar la diferencia entre "almacenamiento" y "custodia". No todos los tanques son capaces de contener agua para eventos especiales. Las tarifas que reciben son iguales o casi iguales a las tarifas de salida de la red. Sin embargo, algunas instalaciones tienen la capacidad (volumen adicional) de bombear agua durante un cierto período de tiempo sin cargar desde la fuente de suministro, lo que puede deberse a una falla en la conducción o falla en la planta que suministra (fallas eléctricas).

Nos permite el almacenamiento de un volumen de agua cuando la demanda en la población es menor que el gasto de llegada y el agua almacenada se utiliza cuando la demanda es mayor.

Esto es parte de la regulación. Generalmente esto se hace por periodos de 24 horas.

Áreas de cuarentena y enfermería

La cuarentena, el aislamiento o confinamiento solitario de animales sospechosos o probables de ser portadores de una enfermedad infecciosa contagiosa, se denomina así porque tradicionalmente se ha considerado seguro un período de 40 días, aunque actualmente esto puede determinarse de forma individual según las cuestiones específicas que varían.

En cuanto a las cerdas de reemplazo, su manejo durante el proceso de bioseguridad es crucial para el buen funcionamiento del ganadero porcino desde el punto de vista sanitario y productivo. La adaptación y desarrollo de las cerdas de reemplazo es la base para la futura producción en la granja.

Este campo o parte del sistema debe ser considerado como un proceso de calidad, actualmente denominado por algunos consultores como una "unidad especializada en el desarrollo de mujeres alternativas", manejado por personal altamente especializado y 100% dedicado a producir lotes de alta calidad para la granja.

La bioseguridad de la granja receptora empieza con la bioseguridad de la granja que proporciona los animales. Es muy importante recordar que la salud es un estado dinámico.

- Aplica en el caso de comprar animales de una empresa genética o para empresas que producen su propia genética.

- Indispensable la comunicación fluida y transparente entre el veterinario responsable de la granja fuente y el responsable de la granja comercial.

Oficina

Es importante que brindes condiciones favorables para un buen ambiente de trabajo, adecuado desempeño de funciones y logro de metas. Además, la oficina también debe contar con una serie de recursos materiales. Es decir, los recursos que deben utilizar los profesionales que allí desarrollan actividades.

Dependiendo del tamaño de la empresa, esto puede variar, en cuanto al tamaño de la empresa.

Además, dependiendo de los servicios que se brinden, los recintos pueden o no estar abiertos al público.

Almacén

Los almacenes son una infraestructura importante para las actividades de diversas entidades económicas (agricultores, ganaderos, mineros, industriales, transportistas, importadores, exportadores, comerciantes, intermediarios, consumidores finales, etc.).

Forman parte habitual de las explotaciones agrícolas y ganaderas (y en muchos casos forman parte de las viviendas rurales tradicionales o de construcciones peculiares), así como de fábricas, polígonos industriales e instalaciones industriales de todo tipo, y de los espacios dedicados al transporte (puertos, aeropuertos, instalaciones ferroviarias) y el comercio (centros comerciales, grandes superficies).

A diferencia de España, en algunas regiones de Hispanoamérica se denomina «almacén» a un establecimiento de comercio minorista (tienda de ultramarinos en España), usándose bodega o centro de distribución para designar a las instalaciones objeto de este artículo.

Baños

Podemos encontrar este tipo de habitación en casas, oficinas, instituciones, etc., donde las personas especifican la higiene personal, es decir, limpieza del cuerpo, lavado de cara, dientes, cabello. Por otro lado, para que puedan llevar a cabo las necesidades fisiológicas como la micción y defecación específicas.

En mi opinión, en cualquier baño digno, para cumplir sus dos funciones principales, los elementos más comunes son: bañera o ducha, inodoro, lavabo y bidé, aunque este elemento es muy útil.

Está diseñado y utilizado para que las personas desinfecten después de satisfacer sus necesidades fisiológicas, pero no está disponible en todo el mundo, por ejemplo, algunas zonas de Estados Unidos y Europa no lo utilizan.

Silos

Es una construcción diseñada para almacenar grano y otros materiales a granel; son parte del ciclo de acopio de la agricultura.

Los más habituales tienen forma cilíndrica, asemejándose a una torre, construida de madera, hormigón armado o metal.

Actualmente el diseño original para la agricultura se ha adaptado a otros usos en la industria, utilizándose silos para depósito de materiales diversos, como el cemento, y también se han adaptado al área militar, empleándose silos para depósito y manejo de misiles.

Rampa de carga y descarga

Los puestos de espera y las instalaciones de manejo de ganado se utilizan en mataderos, locales y puestos individuales y para la venta al público.

Se recomiendan corrales largos y estrechos si los animales entran por un extremo y salen por el otro.

Para eliminar los ángulos rectos, es conveniente construir corrales con ángulos de 60 a 80 grados.

El suelo del recinto de espera debe ser antideslizante.

Los recintos interiores deben tener una iluminación uniforme y difusa para minimizar las sombras. El ganado vacuno, porcino y ovino tiende a moverse más fácilmente de áreas poco iluminadas a áreas bien iluminadas.

Las instalaciones deben estar diseñadas para minimizar el ruido

En instalaciones grandes, es posible que se requieran múltiples rampas de descarga para facilitar la descarga rápida del ganado. La descarga rápida es fundamental en climas cálidos, ya que las temperaturas dentro de los vehículos de transporte estacionados pueden aumentar rápidamente. El ideal es que los corrales de espera estén construidos al mismo nivel que el piso de los camiones, para eliminar las rampas.

Áreas de necropsias

En español, el término necropsia se usa no solo para denominar procedimientos en animales, sino también en humanos.

No debe confundirse con el término inglés necropsia, ya que el término se refiere únicamente al procedimiento de la ciencia veterinaria mediante el cual se estudia el cadáver de un animal en un intento de determinar la causa probable de la muerte, así como la identidad del cadáver.

Una autopsia, también conocida como autopsia o necropsia, es un procedimiento médico que utiliza la anatomía para obtener información anatómica privada sobre la causa, naturaleza, extensión y complicaciones de las enfermedades sufridas por un sujeto durante su vida y para permitir la formulación de Un diagnóstico médico definitivo o definitivo para explicar las observaciones clínicas sospechosas y evaluar tratamientos específicos.

Por lo general, lo realiza un médico especialista llamado patólogo.

Área de eliminación de cadáveres y desechos

Las leyes que regulen la organización de las instalaciones veterinarias y de sanidad animal otorgarán a los servicios veterinarios la facultad y la capacidad jurídica para realizar las actividades necesarias para retirar los animales muertos de manera eficaz y eficiente.

Por lo tanto, es imperativo que los servicios veterinarios trabajen con las agencias gubernamentales relevantes para desarrollar un conjunto consistente de medidas legales para tratar con animales muertos antes de que ocurra una emergencia.

- Facultades de los servicios veterinarios (inspectores, representantes veterinarios, etc.) para controlar y dirigir al personal, así como el derecho de su personal a ingresar a la granja;
- Controlar el movimiento de animales y el derecho a hacer excepciones bajo ciertas condiciones de bioseguridad (por ejemplo, transportar animales muertos a donde serán exterminados);
- Los agricultores y criadores de animales están obligados a cooperar con Servicios Veterinarios;
- Necesidad eventual de expropiación de los animales por la autoridad competente;
- Determinación del método y lugar de eliminación, así como del material y las instalaciones necesarios, por los Servicios Veterinarios, en concertación con otras autoridades, incluidas las organizaciones gubernamentales, nacionales y locales competentes en

materia de protección de la salud humana y del medio ambiente.

Área de trabajadores

Defina el espacio o el área donde se realizará el trabajo. Ejemplos de un área de trabajo incluyen un despacho, un cubículo y una sala de reuniones.

- Seleccione Equipo, Características adicionales, Áreas de trabajo.
- Especifique el nombre y la descripción del Área de trabajo.
- Especifique la Organización, Departamento, Estado, Tipo y Clase.
- Especifique esta información:

Ubicación

- Escriba la ubicación del área de trabajo.
- Designación de asientos.
- Especifique una designación de asientos para el área de trabajo, tales como habitación o número de cubículo.

Planta

- Especifique la planta en la cual se ubica el área de trabajo.
- Área útil.
- Especifique el tamaño del área útil y la unidad de medida.

Empleado

- Especifique el empleado asignado al área de trabajo.
- Si se especifican múltiples empleados, se seleccionará la casilla de verificación Múltiples empleados.
- Se añaden todos los empleados especificados a la ficha Empleados para este registro de área de trabajo.

CAPÍTULO V

Bioseguridad

El concepto de bioseguridad en relación con la producción pecuaria se refiere al conjunto de medidas, infraestructura y normativas destinadas a reducir el riesgo biológico de entrada, propagación y salida de enfermedades del hato en una unidad productiva, zona o país (Larson, 2008), resumido así: Higiene de instalaciones y personal, control de entrada y circulación, y limpieza, desinfección y control de salida (Arriaga, 2002; SAGARPA, 2002).

Estas actividades deben ser parte de un programa de medicina preventiva que incluya: Cronogramas de desparasitación y vacunación in vitro e in vivo de los animales, control de plagas, diagnóstico temprano y tratamiento oportuno y capacitación del personal.

En la industria ganadera, es la principal razón para salvaguardar la salud de los animales y del público. Se estima que las pérdidas de producción debido a la infección oscilan entre el 15 y el 20 %, por lo que una buena gestión médica preventiva es relevante para la bioseguridad adecuada al tipo de explotación es trascendental. La implementación de estas medidas debe estar sustentadas en un análisis costo-beneficio, tomando en cuenta el impacto económico que significan las enfermedades contra el costo del establecimiento de dichos programas, que por lo general son contundentes a favor de éstos últimos pues al aplicarlos se reducen los problemas de salud del hato.

La bioseguridad, definida como seguridad de la vida, es un conjunto de procedimientos técnicos, medidas de higiene y reglas de trabajo razonablemente aplicados, diseñados para prevenir la entrada, salida o propagación de patógenos infecciosos en una unidad de producción ganadera. Se debe considerar una serie de factores cuando se introduce una enfermedad dentro o fuera de una unidad de producción (UP), que incluyen principalmente: Personas, vehículos, equipos, animales salvajes, animales de compañía y fauna de plagas.

Se valora la importancia de las medidas de bioseguridad en cuanto al establecimiento de mecanismos de protección y contención. Los factores a considerar incluyen: Infraestructura, control de acceso, control de flujo interno, personal, proximidad a otro tipo de fincas, centros de sacrificio y procesamiento de productos y subproductos de origen animal.

La calidad y la seguridad de los alimentos son dos aspectos cada vez más importantes y exigidos por los consumidores en nuestro país y a nivel internacional; de ahí el compromiso que el Senasica mantiene con la población, de continuar brindando estas conferencias orientadas a la formación de nuestros futuros profesionales y especialistas del ramo agropecuario y veterinario.

Normas oficiales mexicanas e internacionales
Ley federal de sanidad animal

Del objeto de la ley: Es de observancia general en todo el territorio nacional y tiene por objeto fijar las bases para: El diagnóstico, prevención, control y erradicación de las enfermedades y plagas que afectan a los animales; procurar el bienestar animal; regular las buenas prácticas pecuarias aplicables en la producción primaria, en los establecimientos dedicados al procesamiento de bienes de origen animal para consumo humano, tales como rastros y unidades de sacrificio y en los establecimientos tipo inspección federal; fomentar la certificación en establecimientos dedicados al sacrificio de animales y procesamiento de bienes de origen animal para consumo humano.

Artículo 14

Las medidas zoosanitarias tienen por objeto proteger la vida, salud y bienestar de los animales incluyendo su impacto sobre la salud humana, así como asegurar el nivel adecuado de protección zoosanitaria en todo el territorio nacional.

Artículo 15

Las medidas zoosanitarias estarán basadas en principios científicos o en recomendaciones internacionales y, en su caso, en análisis de riesgo según corresponda de acuerdo a la situación zoosanitaria de las zonas geográficas de que se trate y de aquellas colindantes y con las que exista intercambio comercial.

Artículo 16

Las medidas zoosanitarias se determinarán en disposiciones de sanidad animal las cuales podrán comprender los requisitos, especificaciones, criterios o procedimientos.

NORMA Oficial Mexicana NOM-001-SAG/BIO-2014, Especificaciones generales de etiquetado de organismos genéticamente modificados que sean semillas o material vegetativo destinados a siembra, cultivo y producción agrícola. Al margen un sello con el Escudo Nacional, que dice: Estados Unidos Mexicanos, Secretaría de Agricultura, Ganadería, Desarrollo Rural, Pesca y Alimentación.

Juan José Linares Martínez, Director General de Normalización Agroalimentaria de la Secretaría de Agricultura, Ganadería, Desarrollo Rural, Pesca y Alimentación; con fundamento en los artículos 35 fracciones IV y XXII de la Ley Orgánica de la Administración Pública Federal; 4 de la Ley Federal de Procedimiento Administrativo; 2 fracción XII, 9 fracción XI, 101, 110, 111 y 112 de la Ley de Bioseguridad de Organismos Genéticamente Modificados; 40, 91 y 97 de la Ley de Desarrollo Rural Sustentable; 39 fracción V, 40 fracción XII, 47 fracción IV de la Ley Federal sobre Metrología y Normalización.

28 del Reglamento de la Ley Federal sobre Metrología y Normalización; 29 fracción I y octavo transitorio del Reglamento Interior de la Secretaría de Agricultura, Ganadería, Desarrollo Rural, Pesca y Alimentación vigente, en correlación con el artículo 49 fracción I del reglamento Interior de la Secretaría de Agricultura, Ganadería, Desarrollo Rural, Pesca y Alimentación, publicado el 10 de julio de 2001 Que la Ley de

Bioseguridad de Organismos Genéticamente Modificados, en adelante la Ley, tiene por objeto regular las actividades de utilización confinada, liberación experimental, liberación en programa piloto, liberación comercial, comercialización, importación y exportación de organismos genéticamente modificados, en adelante OMS, con el fin de prevenir, evitar o reducir los posibles riesgos que estas actividades pudieran ocasionar a la salud humana, medio ambiente y a la diversidad biológica, a la sanidad animal, vegetal y acuícola. Que la Ley señala como Organismo Genéticamente Modificado a cualquier organismo vivo.

Con excepción de los seres humanos, que ha adquirido una combinación genética novedosa, generada a través del uso específico de técnicas de la biotecnología moderna que se define en dicha Ley, siempre que se utilicen técnicas que se establezcan en la misma o en las Normas Oficiales Mexicanas que deriven de ella. Que, para cumplir con su objeto, la Ley tiene entre otras finalidades establecer las bases del contenido de las Normas Oficiales Mexicanas en materia de bioseguridad, conforme a su artículo 2, fracción XII.

Que en la expedición de las Normas Oficiales Mexicanas que deriven de la Ley, se deberán observar los compromisos establecidos en tratados y acuerdos internacionales en los que los Estados Unidos Mexicanos sean parte, de manera que su contenido y alcances sean compatibles con dichos tratados y acuerdos, de acuerdo con lo previsto en el artículo 9, fracción

XI de la Ley. Que corresponde a la Secretaría de Agricultura, Ganadería, Desarrollo Rural.

Procedimientos para la obtención de reconocimientos oficiales de inocuidad

Inocuidad de los alimentos es un tema que debería preocuparnos, aunque no siempre es así. A través de esta información proporcionada por: La Organización Mundial de la Salud conoceremos los principios básicos para prevenir enfermedades transmitidas por el mal manejo de los alimentos.

Estos sencillos puntos nos ayudarán a garantizar la salud de nuestras familias y la comunidad promoviendo prácticas de higiene en el manejo de alimentos.

Mantener la limpieza

1. Lave y desinfecte todas las superficies y equipos usados en la preparación de alimentos.
2. Proteja los alimentos y las áreas de cocina de insectos, mascotas y de otros animales (guarde los alimentos en recipientes cerrados).
3. Lávese las manos antes de preparar alimentos y a menudo durante la preparación.
4. Lávese las manos después de ir al baño.
5. En la tierra, el agua, los animales y la gente se encuentran microorganismos peligrosos que causan enfermedades originadas en los alimentos. Ellos son llevados de una parte a otra por las manos, los utensilios, ropa, trapos de limpieza, esponjas y

cualquier otro elemento que no ha sido adecuadamente lavado y un contacto leve puede contaminar los alimentos.

Separar alimentos crudos y cocinados

1. Separe siempre los alimentos crudos de los cocinados y de los listos para comer.
2. Use equipos y utensilios diferentes, como cuchillas o tablas de cortar, para manipular carne, pollo y pescado y otros alimentos crudos.
3. Conserve los alimentos en recipientes separados para evitar el contacto entre crudos y cocidos.

Los alimentos crudos, especialmente carne, pollo y pescado y sus jugos, pueden estar contaminados con microorganismos peligrosos que pueden transferirse a otros alimentos, tales como comidas cocinadas o listas para comer, durante la preparación de los alimentos o mientras se conservan.

La correcta cocción mata casi todos los microorganismos peligrosos. Estudios enseñan que cocinar el alimento tal que todas las partes alcancen 70ºC (158ºF) garantiza la inocuidad de estos alimentos para el consumo.

Existen alimentos, como trozos grandes de carne, pollos enteros o carne molida, que requieren especial control de la cocción.

El recalentamiento adecuado mata los microorganismos que puedan haberse desarrollado durante la conservación de los alimentos.

Identificación para trazabilidad

La trazabilidad en el sector agroalimentario se entiende como la capacidad de rastrear alimentos, piensos, animales de alimentación o cualquier sustancia que vaya a ser utilizada para incorporarse a los mismos, a lo largo de todas las etapas de producción, transformación y distribución. Arriba en la cadena alimenticia.

La trazabilidad es, por lo tanto, una herramienta esencial para la seguridad alimentaria y la salud humana y animal, y como tal ocupa un lugar destacado tanto en el Código Sanitario de la OIE (Organización Mundial de Sanidad Animal) como en el Código Alimentario (FAO/OMS).

La producción primaria coexiste con una gama de medios, como la identificación de animales (única o por lotes, según la especie), la regulación y el registro de animales, el registro de granjas y el registro de transferencia de animales, que en combinación pueden garantizar la trazabilidad de los animales vivos desde el nacimiento hasta el sacrificio.

El transporte de animales vivos es una actividad que cumple determinados requisitos, cuyo objetivo es garantizar la protección de los animales durante el transporte. SIRENTRA es un registro que contiene información sobre los transportistas de animales vivos, sus medios de transporte y sus contenedores.

La trazabilidad se define como "la capacidad de capturar la estructura histórica, el uso o la ubicación de un artículo o actividad por medio de un marcador registrado". Esto se refiere principalmente a dos aspectos: por un lado, la identificación del producto a través del proceso de marcaje; por otro lado, el registro de datos relacionados con este producto a lo largo de toda la cadena de producción, transformación y distribución.

La trazabilidad está íntimamente relacionada con la identificación. Para lograr la trazabilidad a través de la fase de realización de un producto o servicio, necesitamos usar un sistema de identificación consistente en toda la documentación que viajan en los diferentes flujos que define una organización.

La trazabilidad se refiere a la posibilidad de encontrar y seguir rastros durante todas las etapas de producción, procesamiento y distribución.

La identificación y el seguimiento de animales (o trazabilidad) son herramientas destinadas a mejorar la salud animal (incluidas las zoonosis) y la seguridad alimentaria.

Ambos pueden mejorar significativamente áreas tales como el manejo de brotes de enfermedades e incidentes de inocuidad de los alimentos, programas de vacunación, manejo de rebaños y rebaños, zonificación y zonificación, vigilancia, sistemas de notificación y respuesta rápida, control de movimiento de animales, inspección, certificación, buen comercio Eficacia de las actividades Práctica y uso de medicamentos veterinarios, alimentos para animales y pesticidas en las granjas.

Guías sanitarias

La bioseguridad es un elemento esencial de la salud y la producción animal, ya que la enfermedad es una de las principales causas del bajo rendimiento animal. Además, también pueden convertirse en fuente de infección para otras unidades productivas y personas.

La Facultad de Veterinaria es consciente de los riesgos biológicos, físicos y químicos asociados a las actividades formativas de los grados y posgrados veterinarios, así como a las actividades de investigación que desarrollan los diferentes grupos asociados a la Facultad.

Es por ello que este volumen de Bioseguridad ha sido desarrollado para gestionar e identificar peligros, y para evaluar, gestionar y comunicar riesgos.

Por lo tanto, el propósito de este trabajo es desarrollar medidas de bioseguridad y bioprotección que puedan lograr estos objetivos. Las medidas de bioseguridad en las instalaciones de animales son fundamentales para prevenir o evitar la introducción de riesgos y diseminación de agentes patógenos.

Para Rumiantes

Se procurará limitar el número de fuentes de reproductores y sólo se autorizará el ingreso al CEIEGT de animales provenientes de áreas y rebaños libres de Brucelosis, Tuberculosis, Bovis spp. Y la rabia paralítica bovina.

Para Ovinos

Solo para brucelosis y tuberculosis. El certificado de movilización debe entregarse físicamente y enviarse por correo electrónico con una semana de anticipación a la llegada del ganado para su revisión y aprobación por parte del Director

Técnico de CEIEGT y el jefe del módulo de producción que lo incorporará. pregunta. Cuando se obtenga semen o embriones, el proveedor deberá acreditar que no padecen la misma enfermedad.

Estas medidas consisten en un conjunto de buenas prácticas y protocolos de manejo animal, cuya aplicación permite sistemas más competitivos, mayor confianza productiva y comercial, y la solidez general de la industria ganadera, así como reducir el impacto económico que supone la aparición de las enfermedades en nuestras granjas.

Los aspectos relacionados con la bioseguridad cobran especial importancia en la producción avícola dados los riesgos que plantea la actual situación epidemiológica de la gripe aviar en nuestro medio. Por otro lado, debido a su sistema de producción especial, las granjas palmeadas son superiores a otros tipos de producción avícola y, por lo tanto, son propensas a generar conciencia.

Nuestros productores necesitan fortalecer al máximo los sistemas de bioseguridad en sus fincas. Con respecto a las enfermedades zoonóticas, su narrativa incluye, además de los estados miembros o comités, la responsabilidad de los operadores de promover la prevención de enfermedades infecciosas a través de altos estándares de bioseguridad; con respecto a las enfermedades zoonóticas, los animales incluyen las siguientes responsabilidades en su narrativa: operador , excepto los Estados miembros o la Comisión, de fomentar la prevención de enfermedades transmisibles a través de normas elevadas de bioseguridad.

Ferias, subastas, exposiciones, mercados

Una exposición es un evento industrial, social, económico y cultural establecido, temporal o móvil, regular o anual, que se lleva a cabo en un lugar determinado, generalmente con un tema o propósito común.

La subasta incluye instalaciones, servicios, manejo y seguimiento del ganado, el vendedor trae su ganado (de cualquier tipo) a la instalación, y el comprador puja buscando adquirir el lote a un precio favorable a través de la interacción entre la oferta y la demanda.

Las exposiciones ganaderas son exposiciones o ferias comerciales que presentan a diferentes representantes de la industria ganadera. Estas muestras suelen incluir cerdos, vacas, toros, ovejas, cabras, caballos, conejos, pollos, gallinas, patos y otros animales de granja o establos.

El control de ingresos y egresos de remates y bullpens se realiza a través de una aplicación informática desarrollada por SENASA.

En estas instituciones, a cada bovino se le asigna un número consecutivo de ingreso. En el sistema de información se asocia este identificador con el número de guía de movilización con la cual ingresa. La salida del ganado bovino desde la subasta se realiza mediante una guía de movilización diferenciada para este tipo de establecimiento. En este documento se registra cada uno de los individuos de forma separada y se indica, en cada caso, el código del establecimiento de procedencia, la marca con la que está identificado y el número consecutivo de identificación que le fue asignado en el establecimiento.

Control de ingresos en mataderos

El control de ingresos en el matadero se realiza a través de una aplicación informática desarrollada por SENASA.

En estas instituciones, los animales se agrupan según la fuente de información anotada en las pautas de movilización y se les asigna un número de lote de recibo.

Los lotes de recepción se pueden subdividir en lotes de proceso de acuerdo con las normas internas de cada empresa, y el sistema de información permite asociar los lotes de proceso con los correspondientes lotes de recepción, lo que permite una trazabilidad continua durante la fase de distribución y comercialización del producto.

Asimismo, persiguen la especialización del sector, potenciando sus canales de comercialización, dando a conocer el trabajo de la industria ganadera y la previsión de las diferentes especies. A veces, los expertos realizan reuniones simultáneas sobre producción de alimentos, biocombustibles, políticas regionales para la producción agrícola y la competitividad.

En muchas de estas exposiciones se celebran concursos para premiar según diversos rasgos fenotípicos algunos ejemplares de las especies expuestas. Las características más frecuentemente evaluadas son la masa magra, la corrección postural y estructural, el tamaño, el estilo y el equilibrio, entre otras.

La realización de eventos y ferias requiere de la autorización del SENASA y de los servicios de un profesional regente.

Exportación y/o Importación

Las importaciones son cualquier bien o servicio recibido de otro país, provincia, ciudad u otra parte del mundo, generalmente para el intercambio, la venta o el aumento de los servicios locales.

Dentro del ámbito de la normatividad existe un proceso administrativo, legal y técnico completo, y las autoridades exigen que se puedan realizar las importaciones, bajo esta línea de pensamiento lo primero que se debe hacer es acreditar la racionalidad de las importaciones e importaciones a través de la legalidad de las instituciones. Apoyo en eventos corporativos relacionados con la cámara. Previa solicitud formal y aprobada mediante resolución, deberán cumplir con la normativa fitosanitaria vigente o vigente exigida por la autoridad sanitaria, la cual será responsable de verificar su cumplimiento al momento de la importación.

Importar es la actividad de comprar productos o servicios producidos en otros países.

La exportación es el término utilizado cuando se venden productos o servicios al exterior.

La diferencia entre importación y exportación es el tipo y destino de la transacción. Importar es comprar bienes y exportar es vender bienes. Por otro lado, mientras las importaciones tratan de satisfacer las necesidades internas de un país con ciertos productos, las exportaciones satisfacen necesidades externas.

Importación y exportación son dos actividades relacionadas con el comercio internacional, entre países o individuos.

Todas las importaciones y exportaciones se reflejan en la balanza comercial que mide la diferencia entre las dos variantes. Se puede determinar por la diferencia entre lo que un país vende al exterior (llamados exportaciones) y lo que compra a otros países (llamados importaciones).

Los exportadores deben considerar el impacto de los aranceles e impuestos para determinar el costo final de sus productos. Por lo general, el importador/comprador es responsable de pagar las obligaciones descritas, pero las responsabilidades de aduana y embarque depende de los términos de negociación utilizados para la venta. Es ahí donde surgen los INCOTERMS.

Inocuidad en relación a los centros de acopio animal, transportación y centros de transformación.

La calidad de un producto va más allá de la inocuidad, calidad organoléptica o nutricional, y evalúa también aspectos relacionados con las condiciones de producción y el impacto de las actividades en el medio ambiente.

Higiene pecuaria y su aplicacion

El Servicio Nacional de Sanidad, Inocuidad y Calidad de los Productos Agropecuarios (Senasica) considera que, en la producción de ganado vacuno, ovino u otros animales se deben seguir estrictos lineamientos de higiene y buen trato animal, conocido como bienestar animal.

Sobre este tema, es importante recalcar que los animales están libres de dolor y sufrimiento, y cuentan con agua, alimento y lo necesario para un crecimiento y desarrollo confortable.

Un elemento clave en la cadena logística es el sistema de transporte, ya que es un componente importante y una actividad estratégica en la industria ganadera, que además representa un tercio de los costos logísticos. En la actualidad, el bienestar animal durante el transporte es un asunto de preocupación para los gobiernos, productores, transportistas, organizaciones sociales, legisladores y consumidores en todo el mundo. Estas preocupaciones incluyen el manejo, ayuno, densidades, vibraciones, diseño del vehículo, duración del viaje, mortalidad y las condiciones climáticas.

Una cadena de suministro es una asociación de eslabones de producción que involucran los procesos y actividades que dan valor a un producto. La integración de la cadena supone la gestión global del proceso productivo, y la configuración de un sistema de trazabilidad bidireccional que permita identificar puntos clave y establecer acuerdos de actuación en los eslabones participantes. La cadena de la industria cárnica involucra el engorde, el transporte y la logística previa al sacrificio, el procesamiento, la distribución y la venta al por menor.

Llevar los animales al matadero ha sido tradicionalmente responsabilidad de los granjeros y algunos intermediarios, con la participación intermitente de transportistas, carniceros y mayoristas.

La densidad de carga durante el transporte es uno de los factores más influyentes en el bienestar animal y la comodidad durante el viaje, la densidad puede aumentar o disminuir los costos operativos unitarios. Altas densidades No permiten a los animales viajar cómodamente, debido al escaso espacio que les impide situarse en alguna área cómoda y mantener el balance, lo cual es más grave en viajes largos. Cuando las densidades son bajas, los individuos pueden recostarse y moverse; sin embargo, si las técnicas de conducción y la carretera son malas, es probable que el conductor pierda el balance del vehículo.

Las pérdidas más comunes se dividen en tres categorías: animales heridos, animales enfermos y animales que murieron en tránsito. En las dos primeras categorías hay que distinguir entre aquellos animales que pueden andar y se encuentran aislados en corrales de matadero, y aquellos animales que necesitan ser sacrificados con urgencia en el momento de la descarga. Las lesiones más comunes durante el transporte son contusiones, cojera, dislocaciones y fracturas.

Estas lesiones están relacionadas con malos hábitos de conducción durante la carga y descarga, mal estado o mal diseño de remolques, rampas y pasarelas.

Análisis de riesgo

Análisis de Riesgos, también conocido como Evaluación de Riesgos o PHA, por sus siglas en inglés. El análisis de peligros de proceso es el estudio de posibles amenazas y causas de posibles eventos imprevistos y sus posibles daños y consecuencias.

La higiene de los alimentos se define como "todas las condiciones y medidas necesarias para garantizar la inocuidad e idoneidad de los alimentos en todos los pasos de la cadena productiva del alimento" (FAO/ OMS, 1999a). En la práctica, esto requiere contribuciones de una gama de participantes, incluyendo la industria y el gobierno.

La importación de animales o productos de origen animal presenta un cierto riesgo de enfermedad en el país importador. Este riesgo puede ser una o más enfermedades o infecciones. El objetivo principal del análisis de riesgo de importación es proporcionar a los países importadores un método objetivo y razonable para evaluar los riesgos de enfermedad asociados con la importación de animales, productos de origen animal, material genético animal, alimentos para animales, productos biológicos y materiales patológicos.

Este tipo de análisis se usa ampliamente como una herramienta de gestión en la investigación financiera y de seguridad para identificar riesgos (métodos cualitativos) y evaluar riesgos (generalmente métodos cuantitativos).

El primer paso en el análisis es identificar los activos a proteger o evaluar. La evaluación de riesgos implica comparar el nivel de riesgo detectado durante el análisis con los criterios de riesgo establecidos previamente.

La función de una evaluación es ayudar a construir un nivel razonable de consenso en torno a los objetivos relevantes y garantizar un nivel mínimo para que se puedan desarrollar métricas comerciales que se puedan medir y evaluar.

Los resultados obtenidos del análisis permitirán la aplicación de métodos de tratamiento de riesgos, que incluyen identificar el conjunto de opciones existentes para tratar los riesgos, evaluarlos, desarrollar un plan de tratamiento e implementarlos.

El análisis de riesgos es el uso sistemático de la información disponible para determinar con qué frecuencia es probable que ocurran ciertos eventos y la gravedad de sus consecuencias. El análisis de riesgo cuantitativo se puede realizar utilizando dos enfoques diferentes.

El análisis de riesgos es un proceso que consta de varias etapas:

- Identificación de peligros para identificar patógenos que pueden tener efectos nocivos cuando se importan mercancías.

- Evaluación del riesgo para evaluar la probabilidad de introducción, establecimiento y propagación de una enfermedad, según las medidas sanitarias o fitosanitarias que tendrían que tomarse, así como las consecuencias potenciales, biológicas y económicas.

Trazabilidad

La trazabilidad se ha convertido en un tema clave en la mayoría de las respuestas a los problemas de seguridad y calidad de los alimentos. La capacidad de vincular la carne ofrecida en el punto de venta a un grupo de animales es fundamental cuando se devuelve un producto.

Propiedad de un resultado de medición o valor estándar que se puede relacionar con una referencia específica (generalmente un estándar nacional o internacional) mediante una cadena continua de comparaciones con una incertidumbre específica.

Un buen sistema de trazabilidad no solo es importante para la seguridad alimentaria y la protección de la salud del consumidor, sino que también puede traer beneficios a las industrias de procesamiento que lo aplican. En otras palabras, es una herramienta para lograr un alto grado de protección de la vida y la salud de los consumidores, y para promover sistemas de control de procesos y gestión de la calidad dentro de las empresas.

Finalmente, brinda una oportunidad comercial para la diferenciación de productos por calidad asociada a marcas y/o denominaciones de origen (valor añadido) frente a los competidores (Arana et al., 2002; Dalvit et al., 2007).

Según el Comité de Seguridad Alimentaria de AECOC:

"La trazabilidad se entiende como un conjunto de procedimientos preestablecidos y autosuficientes que permiten que determinadas herramientas conozcan el historial, la ubicación y la trayectoria de un producto o lote de productos a lo largo de la cadena de suministro en un momento dado".

Cuando se trata de tener que conocer la trazabilidad de un producto a través de su cadena de suministro o rama logística, el concepto de trazabilidad se divide en dos tipos:

- La trazabilidad interna es obtener las huellas que deja el producto en todos los procesos internos de la empresa, incluyendo su funcionamiento, su composición, la maquinaria utilizada, su turno, su temperatura, su lote, etc. Diferentes para los consumidores finales.
- La trazabilidad externa consiste en externalizar los datos de trazabilidad interna y agregar más indicaciones si es necesario, como empaques rotos, cambios de productos, etc.

Según la NORMA Oficial Mexicana NOM-001-SAG/GAN-2015, del Sistema Nacional de Identificación Animal para Bovinos y Colmenas. Establece las características, especificaciones, procedimientos, actividades y criterios para la identificación individual, permanente e irrepetible de los bovinos y colmenas, a efecto de fortalecer el control sanitario, asegurar la rastreabilidad, trazabilidad y apoyar el combate contra el abigeato de bovinos y colmenas.

Contaminación con estiércol, insecticidas, acaricidas, antibióticos, etc.

La contaminación ambiental por estiércol animal (estiércol sólido y líquido), especialmente en los suministros de agua, es un problema creciente que debe tenerse en cuenta al planificar nuevos alojamientos para animales, especialmente en sistemas de producción industrial. Deben existir regulaciones para el uso adecuado o la eliminación segura de los residuos del matadero que, si se manejan adecuadamente, son subproductos valiosos. Los materiales descartados o contaminados deben esterilizarse o transformarse antes de ser procesados y entregados para otros usos.

La contaminación del aire es una preocupación importante cuando se trata de aplicaciones aéreas. La gran área que cubren y el pequeño tamaño de las partículas contribuyen a su efecto, que consiste en "arrastrar" las partículas a áreas adyacentes más allá del área de tratamiento.

Este efecto es importante si las áreas residenciales o las tierras cultivadas están contaminadas y cuando se emplean herbicidas de contacto que llegan hasta cultivos que son muy sensibles a los mismos.

La fumigación de pesticidas en forma líquida o en polvo para destruir plagas es ahora una práctica aceptada en muchos países. Los insecticidas a menudo se dispersan en el aire para combatir los insectos voladores, pero en algunos casos los ingredientes activos de estos productos no funcionan hasta que se depositan en objetos fijos, como la vegetación, donde pueden entrar en contacto con los insectos. En estos casos, el aire está contaminado con uno o más productos que se sabe que tienen propiedades nocivas y pueden ser tóxicos para los humanos.

En general, se volatilizan del suelo, fenómeno que depende principalmente de la presión de vapor, la solubilidad del plaguicida en agua, las condiciones ambientales y la naturaleza del sustrato de tratamiento.

En la República Mexicana, esta norma es de obligado cumplimiento para las personas naturales y jurídicas que se dediquen al procesamiento de productos plaguicidas comercializados en el país.

El agua puede contaminarse la atmósfera, como en el caso de los plaguicidas clorados, poco solubles en ésta, por lo que tienden a situarse en la interfase agua-aire.

Estándares permitidos

La Ley Federal de Sanidad Animal (LFSA), la Secretaría de Agricultura y Desarrollo Rural (SADER), a través del SENASICA, tiene la facultad para determinar las características y especificaciones que deben cumplir los medicamentos de uso veterinario, así como para emitir las recomendaciones pertinentes para que se usen adecuadamente (LFSA, 2012).

Normas de competencia

Las normas que se presentan a continuación, establecen las unidades de competencia, los conocimientos fundamentales, criterios de desempeño, evidencias y campo de aplicación para la persona con formación técnica que requiere certificar su competencia Profesional en Producción y Gestión Pecuaria.

Base legal

• Constitución Política.

• Ley N.º 28044, Ley General de Educación, que regula la creación del Sistema Nacional de Evaluación, Acreditación y Certificación de la Calidad Educativa (artículo N.º 14ª, 15ª y 16ª), promulgada el 28 de julio del 2003.

• Ley N.º 28740, Ley del Sistema Nacional de Evaluación, Acreditación y Certificación de la Calidad Educativa.

CAPITULO VI

Medidas de Bioseguridad en Unidades de Producción Pecuaria

Siendo la salud animal un bien público, actualmente uno de los pilares de la seguridad alimentaria de cualquier país, cada 9 de octubre celebramos en México el Día Nacional de la Salud Animal.

La historia de la sanidad animal en México se remonta al período de la Conquista, cuando Juan Suárez de Peralta (1538-1613) escribió el Tratado sobre la albeitería en 1580, en el que describía el Tipo de animal y enfermedad. "albéitares", trabajadores que se ocupaban de las enfermedades, la pezuña, la cría y el cuidado en general de los caballos y "otros animales salvajes".

A finales del siglo XIX, el México rural inició un proceso de transformación con nuevas formas de producción, mayor diversificación y aprovechamiento de las actividades pastoriles, lo que incrementó el riesgo de introducción de plagas y enfermedades que no existían en el México rural, revelando la relevancia de producción animal, salud e importancia del desarrollo de instituciones académicas y científicas, las cuales sentaron las bases para la creación de las primeras dependencias oficiales enfocadas al control y combate de enfermedades y plagas.

Con el paso del tiempo se fijaron las bases a las que se sujetaría la inspección sanitaria y veterinaria de los animales y subproductos de importación y exportación; se establece el fundamento legal que rige la actividad: Ley Federal de Sanidad Animal, asimismo, se reglamentan y fortalecen los servicios de inspección con la profesionalización del personal. Actualmente es el SENASICA, a través de la Dirección General de Salud Animal, el encargado de dar respuesta a los retos sanitarios.

Entre los éxitos de la sanidad animal mexicana encontramos: la erradicación de la fiebre aftosa en 1954, que se mantiene hasta el día de hoy, la confirmación de la ausencia de espirulina bovina en México en 1991 gracias a la técnica de la mosca estéril, la erradicación de la peste porcina (2012 2009) resultó en un aumento significativo en las exportaciones de productos porcinos hasta Japón, China y Corea.

Actualmente México es reconocido por la Organización Mundial de Sanidad Animal (OIE) como uno de los cinco países libres de seis de las enfermedades animales más devastadoras: fiebre aftosa, fiebre equina africana, peste de pequeños rumiantes, peste porcina, peste bovina contagiosa pleuroneumonía y esponja bovina Encefalopatía sintomática. Se autodeclaró libre de Doolin ante la OIE, demostrando el cumplimiento de las directrices de la Ley de Sanidad de los Animales Terrestres- de durina, muermo, miasis, pulorosis y tifosis aviar en las aves de corral y peste porcina africana.

México goza de un estatus privilegiado con lo que puede ofrecer mayores garantías sobre los alimentos sanos e inocuos a consumidores nacionales y extranjeros, al mismo tiempo que le permite exportar productos agroalimentarios a 160 países del mundo y acceder a cada vez más mercados.

El que nuestro país cuente con una condición zoosanitaria adecuada, se lo debemos a todos los hombres y mujeres que a pesar de la pandemia trabajan diariamente para asegurar la producción y el abasto de alimentos sanos para la población.

Un aspecto importante en las Unidades de Producción Pecuaria (UPP) es la capacitación de las personas, con la finalidad de que identifiquen la importancia de cumplir con las medidas de bioseguridad, así como las consecuencias de no hacerlo.

A continuación, como un ejemplo, se presentan las medidas de bioseguridad que se recomiendan en el Manual de Prevención de Brucelosis en Rumiantes del Instituto Nacional de Investigaciones Forestales, Agrícolas y Pecuarias.

Control de la Incorporación de nuevos animales al hato

Todo animal para ser incluido en la UPP debe provenir de un rebaño libre de enfermedades como brucelosis y tuberculosis, además debe haber tenido otra prueba diagnóstica 60 días después de la última prueba diagnóstica reportada al animal, la cual se espera sea negativa. Para reducir la posibilidad de introducción de otras enfermedades, se recomienda que los animales que se incluirán sigan protocolos de cuarentena, es decir, que estén separados del resto de la manada en un área apartada, lejos de las instalaciones principales. No debe haber contacto con el animal antes de un período de cuarentena en el que se haya comprobado clínicamente que el animal está sano.

En los sistemas extensivos, los animales deben mantenerse en aislamiento antes de incorporarse a los pastos con otros animales.

Prevención del contacto con animales de otros hatos

En una granja intensiva se maneja el contacto directo de los animales con otros animales fuera de la UPP porque la granja tiene un acceso limitado, lo que impide el ingreso de personas y animales del exterior. En fincas grandes con pastos cercados, este contacto se puede evitar, sin embargo, en las áreas de pastoreo comunal, el riesgo de mezclarse con otras áreas de pastoreo es permanente. En tales casos, es importante trabajar con la comunidad para desarrollar un código legal que rija el manejo de los animales en los pastizales comunales para aprovechar estos recursos de pastoreo.

Debido al riesgo de transmisión de enfermedades, el personal de la UPP debe evitar en lo posible el contacto con animales de otros hatos. Los veterinarios también deben extremar las precauciones para garantizar que sus overoles, botas, equipos y herramientas se limpien y desinfecten adecuadamente, y que la materia orgánica (sangre, heces y otros residuos) se elimine físicamente.

Se debe evitar en la medida de lo posible la entrada de vehículos de proveedores o compradores a la UP, ya que estos vehículos a menudo pasan por varias granjas y pueden transportar materia orgánica potencialmente contaminada. Se recomienda designar un área dedicada para recibir alimentos, concentrados o implementos, o para transportar leche, cordero, terneros, niños pequeños, etc.

Asimismo, se recomienda contar con estacionamientos de vehículos lo más alejados posible de los animales e instalar bajíos sanitizados por donde deban transitar los visitantes y empleados del rancho, así como cualquier persona.

Vehículos que ingresan o salen del rancho. Los bajíos deben tener una profundidad mínima de 25 cm x 3 m de largo y lo suficientemente anchos para que pasen los vehículos. El desinfectante que utiliza Ford debe renovarse constantemente (no permita que se seque ni se contamine demasiado con materia orgánica) para que cumpla con su objetivo. Los desinfectantes recomendados para eliminar diferentes especies de Brucella son los siguientes: Solución de hipoclorito de sodio al 2.5% Suspensión fresca de cal viva (hidróxido de calcio) al 20%.

- Solución de sosa cáustica al 2-3%.
- Emulsión de creolina al 5%.
- Solución de fenol al 1%.

Restricción de los animales con posibles vectores

En las explotaciones intensivas se debe llevar un programa de control de roedores mediante cebos que se colocan principalmente en las áreas donde éstos anidan. Todos los accesos al rancho se mantendrán cerrados para evitar la entrada de todo tipo de animales. Además, se debe mantener estricta vigilancia para impedir que los animales de compañía como perros y gatos (ajenos y propios) tengan contacto con el ganado.

Manejo correcto de los fómites

Los animales deben evitar el contacto directo con objetos inertes utilizados por otros animales o sus excrementos, ya que estos objetos pueden convertirse en vectores de transmisión de microorganismos patógenos. A cada animal se le debe inyectar una aguja nueva (estéril) y los materiales utilizados colectivamente, como los instrumentos quirúrgicos, deben someterse a rigurosos procedimientos de limpieza y desinfección.

Equipos y utensilios como máquinas para aretes, máquinas para tatuar, tijeras, cizallas, palas, baldes, overoles, etc. también requieren precauciones.

Las hembras infectadas con brucelosis arrojan grandes cantidades de bacterias durante el parto o el aborto, contaminando el alimento, el suelo, la cama y el agua. Para evitar la contaminación del alimento y el agua con secreciones o tejidos de fetos abortados, las granjas deben designar áreas de parto específicas para cerdas infectadas con brucelosis.

Brucella también se excreta en la leche, por lo que el humano puede adquirir la enfermedad al consumir leche cruda y subproductos lácteos como queso fresco, helados, mantequilla, etc., elaborados con leche no pasteurizada. Esta enfermedad también se adquiere a través de abrasiones o cortaduras en la piel, por salpicaduras en la conjuntiva, por aerosoles formados en algún proceso, por transfusiones de sangre o por el trasplante de tejidos, y por auto-inoculación accidental durante la vacunación y toma de muestras. Debido al alto riesgo de contagio, la brucelosis es considerada como una enfermedad ocupacional entre vaqueros, veterinarios, ganaderos, matanceros y técnicos de laboratorio.

Por ser la brucelosis una zoonosis, es aconsejable que las muestras sean tomadas por un médico veterinario, quien tiene amplios conocimientos sobre los procedimientos para la toma y el manejo de las muestras de animales enfermos.

En los casos de aborto, al recolectarse muestras de fetos y placentas, obligatoriamente se deben utilizar prendas de protección como bata, guantes de látex, cubre bocas y anteojos.

CAPITULO VII

Consideraciones en Salud Animal

Un programa de salud del rebaño de alta calidad es fundamental para cualquier operación ganadera. Si tiene un buen programa de salud del rebaño, habrá menos animales enfermos y el ganado saludable generalmente mostrará un mejor rendimiento. Un buen plan de salud también puede reducir la incidencia de enfermedades y el costo del tratamiento. Las prácticas recomendadas para mejorar la salud del rebaño incluyen:

- Ambiente limpio y cómodo.
- Plan de nutrición adecuado.
- Calidad de la administración de vacunas.
- Control de registros de tratamiento.
- Validación de tiempos de retiro para productos utilizados en BPL
- Recuerda la norma oficial mexicana: NOM-004-200-1994. "Grasa, hígado, músculo y riñones de aves, bovinos, caprinos, cérvidos, equinos, ovinos y porcinos. Residuos tóxicos, límites máximos permisibles y procedimientos de muestreo".

Vacunación.

Todas las infecciones del ganado son el resultado de intercambios entre el animal y su capacidad para combatir enfermedades (inmunidad), agentes infecciosos y el medio ambiente. Un programa preventivo en una granja debe constar de dos componentes: un programa de vacunación y un programa de bioseguridad. La ejecución adecuada del primer plan puede aumentar la resistencia a las enfermedades, mientras que un plan de bioseguridad puede reducir el riesgo de que enfermedades infecciosas ingresen al recinto. La implementación del programa de vacunación debe incorporar lo siguiente:

- Determinar contra qué enfermedades vacunar.
- Determine qué animales podrían beneficiarse.
- Incluya animales externos en el programa de cuarentena.
- Incluir datos sobre el nombre de la vacuna utilizada, fecha de vencimiento y lote de producción en el registro de control.
- Identificar animales vacunados.
- Los animales solo deben ser vacunados con productos aprobados por SAGARPA.
- Utilizar la menor cantidad de producto posible para la salud animal que puedan causar lesión en el sitio de la inyección y dañar el tejido.
- Almacenar las vacunas de acuerdo a las recomendaciones de la etiqueta.

Hormonales

Los compuestos hormonales que son anabólicos (estrógenos) estimulan glándulas endocrinas específicas que controlan los procesos metabólicos en los rumiantes para aumentar su crecimiento y eficiencia alimenticia. En rumiantes sanos, la tasa de crecimiento y la eficiencia de conversión alimenticia pueden alterarse mediante la administración de dos tipos de sustancias promotoras del crecimiento: las primeras incluyen agentes anabólicos que tienen propiedades hormonales y actúan sobre los procesos metabólicos, y las segundas incluyen sustancias anabólicas activas a nivel ruminal. Altera la fermentación que tiene lugar en el rumen. Para utilizar correctamente los compuestos hormonales, haga lo siguiente:

- Utilizar únicamente productos hormonales registrados ante la SAGARPA.
- Lea atentamente las instrucciones de uso indicadas en la etiqueta. No utilice estos productos fuera de las especificaciones.
- Diseñe con la ayuda de un veterinario una estrategia de propósitos en el uso de compuestos hormonales.
- Use por seguridad compuestos hormonales con una actividad biológica de 90 a 100 días.
- Asegurar la dosificación indicada de los compuestos hormonales que son incluidos en la dieta.
- La aplicación de compuestos hormonales fuera de los sitios indicados (fuera de la oreja), puede ocasionar que lleguen al consumidor final con efectos nocivos para la salud. En esos casos retirar el implante y aplicar uno nuevo en el sitio correcto.

Antibióticos

Son sustancias químicas o metabolitos que actúan contra microorganismos causantes de enfermedades en cualquier organismo; cuando las concentraciones están por debajo de las dosis terapéuticas, se utilizan para mejorar la conversión alimenticia o como promotores del crecimiento en los animales; sin embargo, esta práctica presenta un peligro para los consumidores o riesgo para salud animal, ya sea por reacciones alérgicas, efectos específicos, o por el desarrollo o propagación de microorganismos patógenos resistentes al tratamiento con antibióticos. El uso y la selección de antibióticos apropiados pueden ayudar a controlar los problemas de infección, reducir el costo de los problemas de salud del ganado y prevenir la aparición de residuos tóxicos de productos. Para usar los antibióticos correctamente, haga lo siguiente:

- Utilizar únicamente antibióticos registrados ante la SAGARPA.
- No utilice combinaciones de medicamentos no aprobados por SAGARPA.
- Usar de preferencia antibióticos de larga acción y específicos contra la enfermedad a tratar.
- Leer cuidadosamente las instrucciones de uso que indica la etiqueta, NO use estos productos fuera de las especificaciones.
- Verificar la fecha de caducidad antes de aplicar el producto, revise que el envase no presente alteración y que estén aprobados para bovinos.
- Reconstituir los fármacos hasta el momento de aplicarse.
- Seguir estrictamente los períodos de retiro establecidos para cada antibiótico antes del sacrificio.

- Evitar dañar los músculos si el antibiótico es inyectado intramuscular.
- Elaborar una bitácora de uso de antibióticos.

Desparasitantes

Estos productos tienen la finalidad de mantener al ganado libre de cualquier infestación, ya sea interna o externa. Además, tienden a mejorar el comportamiento productivo del animal. Como cualquier otro producto para mejorar la salud del ganado, no es por demás tomar todas las precauciones sobre su uso y manejo. Se recomienda:

- Aplicar solamente los productos que han sido descritos e indicados por el médico veterinario.
- Únicamente usar productos con registro en SAGARPA.
- Lea cuidadosamente las instrucciones de uso que indica la etiqueta. NO use estos productos fuera de las especificaciones del fabricante.
- Seleccionar y aplicar los productos en la dosis y via de administración que especifica el laboratorio, siguiendo cuidados de protección para el personal y el ganado.
- Deberán respetarse los tiempos de retiro de los productos antes del envio a sacrificio, con el propósito de evitar residuos que puedan ocasionar un riesgo para la salud humana.
- Verificar la fecha de caducidad antes de aplicar el producto, revise que el envase no presente alteración y que estén aprobados para uso en bovinos.

Instrumental médico veterinario

Las prácticas veterinarias que recibe el ganado tienen exito cuando se realizan con el instrumental apropiado, manejado correctamente y sin contaminación Para el uso adecuado del instrumental veterinario, realice lo siguiente:

- Por seguridad de la persona, solamente deberá manejar el instrumental veterinario personal capacitado para determinada actividad.
- Utilizar instrumental apropiado, limpio, desinfectado o esterilizado para la aplicación de productos veterinarios.
- Evitar el uso de material daflado o contaminado que es la causa de importantes daños al animal y con frecuencia impacta las canales y la carne.
- Usar jeringas limpias y agujas estériles. Usar una aguja por animal.
- Usar jeringas automáticas para vacunas y desparasitantes; jeringas manuales para antibióticos; agujas nuevas de tamaño adecuado (usar aguja número 16, de 2.5 cm para inyecciones subcutáneas y de 4 cm para inyecciones intramusculares) con filo nuevo, libres de oxido y otros contaminantes.
- Limpiar las jeringas que han sido usadas con agentes vivos modificados, con reflujo de agua caliente.
- Evitar el uso de instrumental viejo, el instrumental veterinario en malas condiciones es causa potencial de contaminación cruzada.

Manejo de desechos veterinarios

Los desechos veterinarios generados en las instalaciones ganaderas son riesgosos y difíciles de manejar. La heterogeneidad de su composición, la presencia frecuente de objetos punzocortantes y la eventual presencia de pequeñas cantidades de sustancias tóxicas e inflamables también contribuyen a que aumenten los riesgos y las dificultades. En la gestión de residuos veterinarios se recomiendan las siguientes medidas:

- Eliminar los desechos y sobras de la práctica veterinaria antes de que se conviertan en fuente de accidentes, contaminación o infección. No utilice desechos biológicos, incinere el exceso de desechos biológicos y deseche el contenedor en un contenedor designado o contenedor para desechos veterinarios.
- Instalar diferentes depósitos para desechos veterinarios, preferentemente identificados por color y sus respectivas leyendas.
- Depósitos azules para desechos de materiales como jeringas, agujas y cuchillos; cuide de tapar las agujas y hojas de bisturi para evitar accidentes.
- Depósito color rojo, para desechos biológicos.
- Depósito color verde, para residuos de animales como puntas de cuerno, forro del escroto, etc, para su incineración posterior.
- Depósito color rojo y leyenda amarilla para desechos tóxicos inflamables.

- Los recipientes deben situarse en áreas exclusivas, retiradas de las zonas de producción.
- No rehusar desechos veterinarios.

Eliminación de animales y desechos orgánicos

Las empresas ganaderas están obligadas a implementar un sistema de retiro inmediato de animales muertos, y este sistema debe estar funcionando adecuadamente para ser reconocido por la SAGARPA. Además, las empresas deberán establecer sistemas para el retiro inmediato de animales enfermos para su tratamiento o sacrificio para su aceptación por la misma institución. Se recomiendan las siguientes buenas prácticas para el manejo de animales muertos y desechos orgánicos:

- Asignar un área dentro de la empresa alejada del sistema de producción para el retiro, entierro y/o cremación de animales muertos.
- Dispensación en una forma que es segura desde un punto de vista higiénico y no tiene impacto en el medio ambiente. La incineración es una de las formas más efectivas de deshacerse de los animales muertos y sus desechos. El objetivo es también evitar la propagación de enfermedades transmisibles y la contaminación sanitaria que afecten la integridad higiénica de los alimentos producidos,
- Los animales a los que se les determine la muerte por enfermedades infectocontagiosas, no deberán ser destinados al consumo humano. Asegurar que el manejo

y eliminación de despojos animales no representen riesgos de contaminación ambiental.

- Las canales, vísceras u órganos de desecho serán inspeccionadas por el médico veterinario para:
- Su retención o aislamiento, si existiera el riesgo de alguna enfermedad.
- Destrucción inmediata en un horno incinerador.
- Desnaturalización con ácido fénico crudo u otras sustancias autorizadas por la SAGARPA.
- Aprovechamiento total o parcial en la elaboración de productos no comestibles para uso industrial.

Control de fauna nociva

- Implementar un programa de control de fauna nociva en los corrales, a través de una empresa especializada y usar solamente productos registrados ante SAGARPA.
- Prevenir la contaminación del alimento y agua con excremento de otros animales como perros, gatos, ratones y pájaros.
- Aplicar medidas adecuadas de control de insectos (matamoscas electrónicos).

Manejo de estiércol o excretas

Al hacer un manejo fecal adecuado. No hay duda de que se mejorarán todas las operaciones realizadas en el cerco. Además, cuando se utiliza para tales actividades, mejora el medio ambiente y reduce los costos de fertilización. El método más común de recolección y almacenamiento de estiércol de ganado. Son sedimentos en sitios naturales o en lagunas artificiales y compost. El compostaje es el tratamiento microbiano aeróbico del estiércol sólido para reducir su volumen y convertirlo en una forma más estable de nutrientes. La venta comercial de compost es un segundo intento de ganadería cerrada. Una buena práctica de gestión de residuos es:

- Elija el sistema de gestión de estiércol adecuado. La eliminación regular del estiércol ayuda a prevenir la propagación de enfermedades y mantiene saludable al rebaño.

- Asegurarse que el depósito de estiércol sea de tamaño adecuado.

- Almacenar el estiércol para aplicaciones posteriores, cuando sea el tiempo apropiado para aplicarlo a la tierra de cultivo. El uso de estiércol reduce el costo de los fertilizantes.

- Evitar extender el estiércol cerca de arroyos, pozos de agua, y estanques o drenajes. Evitar que toda el agua que fluye hacia la engorda se contamine con el estiércol.

- Cuando se construya un área destinada para el estiércol, es necesario considerar todas las operaciones de la granja, construcciones de edificios, áreas recreativas, vecinos y dirección del viento. Controlar la liberación de malos olores, es una buena práctica para evitar conflictos con los vecinos.

- La empresa deberá contar con un plan de contingencia cuando ocurra un derramamiento del depósito del estiércol.

Manejo de aguas residuales

Las aguas residuales pueden almacenarse en forma sólida en contenedores o en forma líquida en estanques artificiales o lagunas anaerobias. Disponer de este tipo de sedimentos es fundamental para su posterior aplicación a los campos cuando las plantas o cultivos lo requieran. Los métodos de almacenamiento y manipulación, así como los métodos de aplicación en el campo, pueden marcar la diferencia en la disponibilidad de nutrientes para las plantas. Algunas buenas prácticas de gestión son:

- Analice la humedad residual antes de usar. Además del suelo, con el fin de equilibrar los nutrientes del cultivo a aplicar.
- Trate de usar aguas residuales parcialmente tratadas (transportándolas y almacenándolas) o mezclándolas con aguas pluviales.
- Evite el derrame, cruce y entrada de agua residual al agua potable. Es importante agregar filtros de plantas en todo el estanque de aguas residuales para capturar sedimentos y otros contaminantes.
- Revise con detenimiento la NOM-001-ECOL- 1996. "Límites máximos permisibles de contaminantes en las descargas de aguas residuales en aguas y bienes nacionales".

En la industria ganadera, es la principal razón para salvaguardar la salud de los animales y del público. Las pérdidas de producción por infección se estiman entre un 15-

20%, por lo que es excepcional un buen manejo de la medicina preventiva en relación a la bioseguridad adecuada al tipo de desarrollo. La implementación de estas medidas debe estar respaldada por un análisis de costo-beneficio, teniendo en cuenta el impacto económico de la enfermedad frente a los costos de desarrollar dichos programas, lo que muchas veces favorece de manera convincente a estos últimos porque se reducen una vez implementados. Problemas de salud del rebaño.

Las prácticas recomendadas incluyen: bienestar animal, buena alimentación, calendarios de vacunación y desparasitación por zona, detección temprana de enfermedades, higiene personal, control de entrada, actividad y salida y manejo de plagas. Los ganaderos que decidan tomar estas medidas estarán en mejores condiciones para competir en la industria nacional. e internacional garantizando al consumidor final productos inocuos y de calidad desde el inicio de su proceso. Asimismo, realizar buenas prácticas pecuarias también mejora la calidad de vida de los animales y de quienes viven de ellos.

ASPECTOS DE BIOSEGURIDAD

El concepto de bioseguridad en relación con la producción pecuaria se refiere al conjunto de medidas, infraestructura y normativas encaminadas a reducir el riesgo biológico de entrada, propagación y salida de enfermedades del hato en una unidad de producción, zona o país (Larson, 2008), resumido así: Higiene de instalaciones y personal, control de entrada y circulación, y limpieza, desinfección y control de salida (Arriaga, 2002; SAGARPA, 2002). Estas actividades deben ser parte de un programa de medicina preventiva que incluya: cronogramas de desparasitación y vacunación in vitro e in vivo de los animales, control de plagas, diagnóstico temprano y tratamiento oportuno y capacitación del personal.

En este sentido, se implementan diferentes medidas preventivas, a saber: primaria, secundaria y terciaria, la primera busca prevenir o reducir la incidencia de casos, mientras que la segunda persigue acciones diagnósticas. precoz y tratamiento oportuno, evitan la progresión y pueden reducir la prevalencia, y las terceras se implementan con base en la experiencia previa dirigida a recuperar al individuo hasta donde sea posible de acuerdo a sus capacidades.

Se aplican en tres momentos, de acuerdo con la historia natural de la enfermedad, propuesta por Leavell y Clark (1969), quienes plantean que la salud y la enfermedad son interacciones entre diversos factores (conocidos o desconocidos) fenómeno producido por el efecto), si hay una adaptación ecológica entre ellos, el resultado es la salud, de lo contrario, el resultado es la enfermedad. Esto se conoce como la tríada ecológica o epidemiológica, formada por patógeno, huésped y medio ambiente como determinantes de la enfermedad. Los agentes que son necesarios, pero no suficientes pueden ser biológicos, físicos o químicos, el huésped tiene características potencialmente inductoras tales como: especie, edad, raza, sexo, genética, estado nutricional e inmunológico, susceptibilidad y personalidad, hábitos y costumbres y densidad poblacional; el medio ambiente, determinando la existencia o persistencia de ambos, puede ser biológico, físico, químico o socioeconómico. Esto se conoce como la tríada ecológica o epidemiológica, formada por patógeno, huésped y medio ambiente como determinantes de la enfermedad. Los agentes que son necesarios, pero no suficientes pueden ser biológicos, físicos o químicos, el huésped tiene características potencialmente inductoras tales como: especie, edad, raza, sexo, genética, estado nutricional e inmunológico, susceptibilidad y personalidad, hábitos y costumbres y densidad poblacional; el medio ambiente, determinando la existencia o persistencia de ambos, puede ser biológico, físico, químico o socioeconómico. Por lo tanto, se puede ver que la causa de la enfermedad, pueden ser resumidas como sigue:

- Factores ambientales: malnutrición, riesgos individuales, fauna nociva y clima.
- Agentes infecciosos específicos: virus, bacterias, hongos, parásitos (protozoarios y helmintos).
- Factores intrínsecos del organismo: alteraciones genéticas e inmunológicas (o mezclas de ambas).

La coexistencia natural de estos factores se denomina período premórbido (antes del inicio de la enfermedad) y comienza cuando se altera este equilibrio, produciendo un irritante que provoca que el irritante interactúe con el huésped y provoque una respuesta de este último. una serie de eventos que determinan el curso de la enfermedad y junto con la tríada ecológica forman la historia natural del proceso salud-enfermedad.

Ahora que sabemos cuándo aplicar medidas preventivas, tenemos las bases para minimizar la entrada de patógenos en la granja. Estos son transportados principalmente por medios mecánicos, siendo el hombre el principal transmisor, ya sea por sí mismo o con su ropa, calzado o equipo contaminado (SAGARPA, 2002). También fauna asilvestrada y venenosa, cualquier carro; especialmente los que transportan animales, alimentos, excrementos o leche (Arango, 2005). los principales riesgos a considerar:

ENTRADA DE ANIMALES

Un aspecto importante de la bioseguridad es controlar el ingreso de personas, animales, vehículos o productos que presenten un riesgo para la salud. De particular importancia es la introducción de nuevos animales al rebaño, sobre todo si tenemos en cuenta, por ejemplo, que la mayoría de las enfermedades del ganado tienen una larga etapa subclínica (lo que las hace difíciles de detectar a tiempo), por lo que es necesario contar con áreas de cuarentena. reservado Animales recién ingresados. Es importante que los vehículos que transportan los animales no entren al potrero, para eso es mejor tener transporte interno. Los ingresos deben contar con un certificado de la dependencia correspondiente que acredite que están libres de enfermedades en el Movimiento Nacional de

Control o Erradicación (NOM-041-ZOO-1995, NOM-031-ZOO-1995 y NOM-067-ZOO-2007).

A su llegada serán examinados por el veterinario responsable (MV) y puestos en cuarentena, donde permanecerán en observación por el período que el responsable clínico fije quién determinará las pruebas diagnósticas aplicables durante este tiempo. Se recomiendan pruebas para Rinotraqueítis Infecciosa Bovina (IBR), paratuberculosis, Diarrea Viral Bovina (DVB), leptospirosis por el serovar hardjo, neosporosis, campilobacteriosis genital bovina y lengua azul.

Por otro lado, los MV responsables de las unidades de producción deben estar capacitados para recolectar y enviar muestras para análisis serológico, considerar el historial clínico, el calendario de vacunación y utilizar buenas prácticas de manejo (BPP), como la higiene de las instalaciones y el personal, para mantener la producción. reproducción, salud, niveles de ingreso y producción, control de stocks e insumos (medicamentos y alimentos), promoción del bienestar animal y manejo de desechos, lo que le permite controlar tempranamente posibles enfermedades, además de controles médicos de rutina y seguimiento de la dieta.

Se puede observar que muchas de estas acciones son medidas de prevención primaria tomadas antes de que se presente la enfermedad o en etapas tempranas de la enfermedad, si se implementan adecuadamente, podemos prevenir, controlar y eliminar enfermedades, y generar empresas rentables y competitivas a nivel nacional e internacional. en el exterior, con alta competitividad y Ganancia económicas para el ganadero.

ALIMENTOS Y AGUA

En este sentido, se deberá llevar un registro detallado de las entradas de alimentos y complementos indicando al menos: producto, fabricante, número de lote, cantidad, fecha de entrada y fecha de caducidad. Los alimentos balanceados, materias primas o productos agroderivados utilizados para la alimentación animal serán almacenados según su naturaleza en bodegas limpias, cerradas, protegidas de animales y sujetas a un programa de control de roedores. Las ventanas deben estar provistas de mosquiteras para la ventilación.

La comida embolsada se coloca en bandejas, separadas de las paredes y fuera de contacto con el suelo, que debe ser de cemento para evitar la humedad. Los granos o piensos se almacenarán en silos, estos deberán estar en buen estado físico, libres de filtraciones, libres de residuos, húmedos y montados sobre una base adecuada para que permanezcan secos, limpios y libres de insectos, roedores y otros animales. La misma situación para los tanques de melaza. Finalmente, para las pacas de heno las mismas deben colocarse sobre tarimas, en un lugar seguro para evitar su contaminación (SENASA; 2011).

El agua debe ser potable, en caso de abastecerse por pozo, río o pipa se debe analizar y de requerirse darle el tratamiento necesario (DINESA, 1996; SAGARPA, 2002). Las áreas de alimentación serán techadas, con comederos y bebederos suficientes para la cantidad de animales, con limpieza constante ya que los bovinos no son selectivos al comer y ensucian con facilidad el agua.

OTROS HATOS

En algunas explotaciones ganaderas, especialmente en la ganadería extensiva, es frecuente que coexistan múltiples rebaños, como vacuno-ovino u ovino-caprino y distintas razas de una misma especie. En estos casos, el manejo sanitario de los animales deberá tener en cuenta lo siguiente: Para los bovinos, caprinos y ovinos, además de asegurarse de que están libres de enfermedades bajo control, se deberá presentar una prueba diagnóstica para paratuberculosis negativa y, en el caso de las cabras, las pruebas de encefalitis en las articulaciones de las cabras fueron negativas. Desarrollar un programa anual de medicina preventiva para todos los rebaños, prestando especial atención a los programas de vacunación y desparasitación según lo requiera la raza y la región, y los exámenes y revisiones médicas de rutina deben enfatizar el diagnóstico temprano de enfermedades comunes y la nutrición. Los programas deben ser equilibrados y apropiados para cada especie.

FAUNA NOCIVA

Se entiende por fauna plaga a las especies animales silvestres o domésticas que pueden ser reservorios o transmisores de agentes causantes de enfermedades (NOM-032-SSA2-2010), conocidas en un concepto técnico más amplio como plagas. El Manejo Integrado de Plagas (MIP), parte de BPP, es una estrategia de control de plagas basada en una combinación de enfoques físicos, químicos, biológicos, legales y culturales complementarios para reducir el uso de pesticidas y minimizar su impacto en el medio ambiente. Medio Ambiente (AIB Internacional, 2011).

Uno de los artrópodos importantes para el ganado es la mosca, cuya infestación puede causar estrés con constantes patadas, movimientos de cabeza y cola. Por ejemplo, el parasitismo por Haematobia irritans (mosca de los cuernos) puede causar una pérdida de peso corporal del 8-22% en el ganado, mientras que el parasitismo por Stomoxys calcitrans (mosca de los establos) puede causar una pérdida del 9,26% en la producción de leche (Ambriz, 2014). El control de moscas en el programa IPM incluye: conocimiento de la plaga (taxonomía, ciclo biológico, hábitos), determinación del índice poblacional (conteo directo o por trampas engomadas con o sin atrayentes, u eléctricas), medidas sanitarias (aseo de instalaciones, en los estercoleros aplicar antilarvarios para romper el ciclo biológico de los dípteros, manejo de basura y mantenimiento de drenajes), métodos de exclusión (mallas mosquiteras, uso de repelentes), control biológico (uso de hongos, avispas y escarabajos depredadores de moscas) y uso de aretes insecticidas para ganado; por mencionar algunos (Ambriz, 2014).

Las garrapatas del género Bovids transmiten al ganado dos enfermedades relacionadas: la pirosomiasis (babesiosis) causada por Babesia bovis y Babesia disjoint, y la anaplasmosis causada por Anaplasma fringa. Estos ectoparásitos se suelen controlar mediante baños acaricidas (acaricidas o acaricidas) a intervalos de tiempo específicos según la zona ecológica, la especie a controlar y la eficacia residual del producto. El uso de métodos de control biológico como vacunas, hongos como Metarhizium anisopliae, Verticillium, el uso de extractos de plantas y estrategias químicas y biológicas combinadas pueden mejorar el control de las garrapatas y reducir la resistencia de las garrapatas en las generaciones futuras. (Cantú, 2015).

Los roedores de importancia para la bioseguridad y la salud pública son: rata parda, chinchilla o rata de alcantarilla (Rattusnorvegicus), rata negra, rata de techo (Rattusrattus) y rata doméstica y común (Mus musculus).y su control van desde la higiene y mantenimiento de las instalaciones, captura con trampas, hasta la utilización de cebaderos rodenticidas que contengan anticoagulantes de segunda generación y manejo de residuos (cebos no consumidos, envases, materias primas y alimentos dañados) por mencionar sólo algunos (Ambriz, 2014).

Otros mamíferos relacionados son los murciélagos vampiros (Desmodus sp, Diaemus sp y Diphylla sp), que son transmisores potenciales de la rabia, y el ganado en condiciones de pastoreo extensivo es más susceptible; algunos métodos de control físico son: Proporcionar buena iluminación para ahuyentarlos, usar de malla de alambre, trampeo con malla de nylon alrededor de cercas y en las entradas de madrigueras; otras acciones incluyen el uso de ultrasonido y repelente de olores, uso de anticoagulante (Ambriz, 2014; NOM-067-ZOO-2007).

Evitamos el abandono de perros (Canis lupusamilis) y gatos (Felis silvestris catus) por encierros externos ya que estos animales pueden llevarse la placenta/feto e introducir la enfermedad como vector mecánico, además pueden transmitir la rabia más allá del hecho de que el rancho- las mascotas con dueño deben estar sanas, vacunadas y desparasitadas, controlando su acceso a las áreas y a otras producciones. Se debe prestar atención al tratar estos animales e implementar campañas de esterilización, programas de adopción y de concientización hacia la sociedad para una tenencia responsable.

FÓMITES

Los contaminantes se refieren a cualquier objeto que no sea peligroso en sí mismo, pero que pueda usarse como vehículo común para almacenar y propagar agentes infecciosos. Por tanto, en la ganadería es posible llevar vehículos, especialmente aquellos que transporten animales, alimentos o leche. El hombre es el principal difusor, ya sea por sí mismo o por su ropa, calzado o equipo contaminado (SAGARPA, 2002); teniendo en cuenta lo anterior, las unidades productivas deben tomar medidas sanitarias como la instalación de bancos en las entradas o Arcos sanitarios, y dotados de Equipos de aspersión con una presión de 1/4 HP para garantizar la desinfección de la entrada y salida de vehículos.

Asimismo, para el personal, pídales que usen toallas sanitarias en todas las entradas al área de producción y usen botas limpias y overoles destinados al uso del rancho.

Por otro lado, las prácticas de higiene diaria se facilitan si se cuenta con instalaciones adecuadas, lo cual es un factor comúnmente olvidado en las explotaciones de rumiantes, ya que, si la infraestructura no es buena, las labores de limpieza se hacen más difíciles, tardadas y costosas; esto tiene implicaciones productivas y de salud en los animales, aumentan el estrés y deteriora el bienestar animal.

Todos los materiales que se utilizan diariamente en la finca, como carros, palas y equipos, deben limpiarse y desinfectarse con frecuencia (DINESA, 1996; SAGARPA, 2002). También se recomienda el uso de materiales de un solo uso en todas las medidas de prevención primaria y secundaria, como vacunación, desparasitación, toma de muestras y tratamiento grupal de animales. Siempre se deben usar jeringas y agujas desechables para cada animal y para cada uso del producto, con el fin de Evitar la propagación de bacterias, parásitos y agentes infecciosos virales. Los materiales quirúrgicos e instrumentales solo deben ser manipulados por personal capacitado (Posadas et al., 2015).

Es importante que los vehículos que transporten animales no ingresen a la finca, lo mejor es contar con transporte interno para este fin. La eliminación de aguas fecales y residuales, basura y biorresiduos farmacéuticos es relevante para no contaminar a los mantos freáticos ni el medio ambiente. De acuerdo con NOM-087-SEMARNAT-SSA1-2002, se deberá de contar con: depósitos de punzocortantes, como jeringas, agujas y navajas. Depósitos color rojo, para biológico infecciosos. Depósitos color amarillo, para tejidos y órganos procedentes de necropsias o cirugías y bolsas transparentes para cadáveres no infectados, para su incineración posterior.

CONSIDERACION FINAL

Aplicando la bioseguridad y todos los factores mencionados anteriormente, podremos prevenir, controlar y erradicar enfermedades, generar empresas rentables y competitivas a nivel nacional e internacional, y traer muchos beneficios económicos a los agricultores. Como país participante de un acuerdo comercial, en el contexto de la globalización de los productos de origen animal, será regulado por organismos extranjeros bajo la premisa de garantizar la inocuidad y calidad de los alimentos para los consumidores finales.

Cabe mencionar que MV, el productor y sus empleados son corresponsables de la adecuada implementación de los programas de medicina preventiva y bioseguridad en la instalación, el medio ambiente y todos los procesos, incluidos los proveedores y el transporte relacionados con la minería, debido a la entrada, propagación y liberación de patógenos Puede reducir la salud del rebaño, la producción ganadera e incluso causar enfermedades zoonóticas. Finalmente, implementar buenas prácticas pecuarias también mejora la calidad de vida de los animales y de quienes viven de ellos.

BIBLIOGRAFÍA

- *AGENTES VIVOS PATOGENOS. (s.f.). Recuperado el 07 de 02 de 2023, de Conjunto de alteraciones causadas por la presencia y actividad de un microorganismo patógeno (bacterias, hongos, virus) en un organismo animal*
- *INTRODUCCIÓN A HIGIENE ANIMAL. (s.f.). Recuperado el 05 de 02 de 2023, de M.V. D Endel D Enjoy:*
  http://portal.ucv.ve/fileadmin/user_upload/facultad_agronomia/Produccion_Animal/Salud_PUbli ca/INTRODUCCIoN_A_HIGIENE_ANIMAL_sp.pdf
- *Peñafort, G. y. (2005). el sitio de la. Recuperado el 06 de 02 de 2023, de https://www.produccion-animal.com.ar/informacion_tecnica/cria_condicion_corporal/52-condicion_corporal_cc.pdf*
- *requisitos de higiene y sanidad. (s.f.). Recuperado el 05 de 02 de 2023, de https://ganaderia.elika.eus/wp-content/uploads/sites/9/2017/12/Art%C3%ADculo-PHPP-maquetado-castll.pdf*
- *salud animal. (2001). (G. S. GEA, Productor) Recuperado el 05 de 02 de 2023, de https://www.produccion-animal.com.ar/sanidad_intoxicaciones_metabolicos/infecciosas/comun_varias_especies/02-salud_animal.pdf*
- *SANIDAD ANIMAL EN MEXICO. (s.f.). (G. D. MEXICO, Productor) Recuperado el 06 de 02 de 2023, de https://www.gob.mx/agricultura/articulos/sanidad-animal-en-mexico-una-historia-llena-de-exitos?idiom=es#:~:text=La%20historia%20de%20la%20de,los%20encargados%20de%20at ender%20las*
- *ASPECTOS GENERALES. (s.f.). Recuperado el 17 de 02 de 2023, de https://ccp.ucr.ac.cr/cursos/epidistancia/contenido/1_epidemiologia.htm#:~:text=El%20m%C3%A9todo%20epidemiol%C3%B3gico%20b%C3%A1sico%20consiste,analizar%2C%20expli car%20e%20intervenir).*
- *ASPECTOS GENERALES. (s.f.). Recuperado el 18 de 02 de 2023, de LA EPIDEMIOLOGIA: https://ccp.ucr.ac.cr/cursos/epidistancia/contenido/1_epidemiologia.htm*
- *ENFERMEDADES Y PLAGAS EXOTICAS. (s.f.). Recuperado el 18 de 02 de 2023, de https://www.gob.mx/senasica/acciones-y-programas/plagas-y-enfermedades-en-vigilancia*
- *ENFERMERIA, E. D. (2011). QUE ES LA EPIDEMIOLOGIA. Recuperado el 17 de 02 de 2023, de MINISTERIO DE SALUD: http://sistemas.fcm.uncu.edu.ar/enf-epidemiologia/Epidemiologia_2011.pdf*
- *EPIDEMIOLOGIA DE CAMPO Y EPIDEMIOLOGIA SOCIAL. (ABRIL de 2006). Recuperado el 16 de 02 de 2023, de https://scielo.isciii.es/scielo.php?script=sci_arttext&pid=S0213-91112006000200011#:~:text=La%20epidemiolog%C3%ADa%20de%20campo%20se,decir%2C%20en%20el%20territorio%20epid%C3%A9mico.*
- *EPIDEMIOLOGIA, C. E. (s.f.). Recuperado el 18 de 02 de 2023, de https://enfermeria.top/apuntes/salud-publica/causalidad-epidemiologia/*
- *ESTIMACION DE PARAMETROS. (s.f.). Recuperado el 18 de 02 de 2023, de https://formacion.intef.es/pluginfile.php/246706/mod_resource/content/1/estimacin_de_parm etros.html*
- *IMPORTANCIA DE LA SANIDAD ANIMAL. (s.f.). Recuperado el 18 de 02 de 2023, de https://www.healthforanimals.org/animalhealthmatters/es/chapter_1.php*

Higiene pecuaria y su aplicacion

- *PATRONES TEMPORALES. (s.f.). Recuperado el 18 de 02 de 2023, de https://www.marcosgodoy.com/index.php?option=com_content&view=article&id=154:patrones-temporales-de-presentacion-de-las-enfermedades&catid=92:epidemiologia&Itemid=504&lang=es#:~:text=Los%20patrones%20temporares%20de%20enfermedades,su%20presentaci%C3%B3n%2*
- *RELACION DE LA EPIDEMIOLOGIA CON OTRAS CIENCIAS. (s.f.). Recuperado el 18 de 02 de 2023, de https://es.scribd.com/document/398683923/Relacion-de-La-Epidemiologia-Con-Otras-Ciencias*
- *SALUD ANIMAL E INOCUIDAD DE LOS ALIMENTOS. (s.f.). Recuperado el 18 de 02 de 2023, de https://www2.sag.gob.cl/pecuaria/bvo/noviembre_2004/11.htm*
- *Norma Oficial Mexicana-051-ZOO-1995, trato humanitario en la movilización de animales. Disponible en google: http:/www.fmvz.unam.mx*
- *Organización de la Naciones Unidas para la Alimentación y la Agricultura. Transporte del ganado, capítulo 6. disponible e google: www.fao.org*
- *Food and Agriculture Organization. Sacrificio del ganado. Capítulo 7. Disponible e google: www.fao.org*
- *MANUAL DE PREVENCIÓN Y CONTROL DE ENFERMEDADES PARASITARIAS. Disponible en: https://www.senasa.gob.pe*
- *Higiene personal. Food and Agriculture Organization. Higiene personal. Disponible en google: www.fao.org*
- *Secretaria de salud. Unidades De Producción Pecuario. Disponible en google pág. Oficial https://www.gob.mx/cms/.../1.Estandarizacion-del-porcentaje-Pecuario.pdf*
- *Percedo, M., Rodríguez, M., Alfonso, P., Abeledo, M., Canales, H., González, I., Fonseca, O., Rodríguez, J., Ferrer, E. y Navarro, L. (2008). CEDESAP y REDesastres. Una 270 contribución a la preparación y gestión intersectorial y multidisciplinaria para la reducción de desastres sanitarios en animales y plantas.*
- *Louro Bernal, A. (2013). Los servicios comunales y la higiene ambiental en La Habana.* Revista *Cubana de Salud Pública,* 39, *402-405.*
- *González, D., Castillo, G., López, J., Moreno, L., Donoso, S., Skewes, O., ... & Cabello, J. (2004). SALUD ANIMAL. Agro-Ciencia, 20(2), 107-112.*
- *Calvo, O., Apuy, M., León, J., & Pilar, F. (1995). Manual de prevención de riesgos en la actividad pecuaria: condiciones de seguridad e higiene en el manejo productivo de los animales.*
- *Mendoza, E. G., & Calva, A. H. (2007). Protocolo de manejo en mordeduras por animales. Revisión de la literatura e informe de dos casos. Revista ADM, 64(6).*
- *Olsen, S. (2000). Vacunas disponibles para el control de brucelosis en animales.*
- *Estrada-Pareja, M. M., Márquez-Girón, S. M., & Restrepo Betancur, L. F. (2007). Efecto de la temperatura y la humedad relativa en los parámetros productivos y la transferencia de calor en pollos de engorde. Revista Colombiana de Ciencias Pecuarias, 20(3), 288-303.*
- *Benavides, J. E. (1999). Utilización de la morera en sistemas de producción animal. FAO Animal Production and Health Paper, 102.*
- *Estrada-Pareja, M. M., Márquez-Girón, S. M., & Restrepo Betancur, L. F. (2007). Efecto de la temperatura y la humedad relativa en los parámetros productivos y la transferencia de calor en pollos de engorde. Revista Colombiana de Ciencias Pecuarias, 20(3), 288-303.*
- *Gómez Gómez, M. A. (2010). Legislación e higiene veterinaria: Medellín, 1913-1926. Historia Crítica, (41), 184-207.*

Higiene pecuaria y su aplicacion

- Sbriglio, J. L., Sbriglio, H., & Sainz, B. S. (2007). *Una patología generalmente subdiagnosticada en Humanos y que impacta negativamente en la producción pecuaria y desarrollo de nuestros países. Ene, 19.*
- Solana, P., & Udave, M. (1965). *Estudios epizootiológicos de la pleuroneumonía contagiosa de las cabras. Revista Mexicana de Ciencias Pecuarias, (6), 12-16.*
- López Fernández, S., Serrato Cuevas, R., Castelán Ortega, O. A., & Avilés Nova, F. (2018). *Comparación entre dos métodos de ventilación en la composición química de compost de estiércoles pecuarios. Revista internacional de contaminación ambiental, 34(2), 263-271.*
- Galindo-Barboza, A. J., Domínguez-Araujo, G., Arteaga-Garibay, R. I., & Salazar-Gutiérrez, G. (2020). *Mitigación y adaptación al cambio climático mediante la implementación de modelos integrados para el manejo y aprovechamiento de los residuos pecuarios. Revisión. Revista mexicana de ciencias pecuarias, 11, 107-125.*
- Alvarado, J. O., Zelaya, G., Tulio, S. M., Botero Botero, R., Taylor, R., & Cerrato, M. (2004). *Alternativas para la alimentación y el uso de excretas en un sistema integrado de producción pecuaria para el trópico húmedo de Centroamérica (No. PG 49 2004).*
- Ochoa, J. E., Sánchez, A., & Ruiz, I. (2000). *Epidemiología de la leptospirosis en una zona andina de producción pecuaria. Revista Panamericana de salud pública, 7, 325-331.*
- Fresco, L. O., & General, S. (2005). *Ciencia y la revolución pecuaria. Revista Enfoques FAO.*
- Chiaravalli, J. C., & Lagreca de Marotta, L. A. (2006). *Programa del curso de Zootecnia General.*
- EDUCATIVO, T. P. (2016). *MANUAL PARA LA EXPORTACIÓN DE GANADO BOVINO EN PIE A ESTADOS UNIDOS DE AMÉRICA (Doctoral dissertation, UNIVERSIDAD VERACRUZANA).*
- Goez Carrascal, M. A. (2012). *Implementación de buenas prácticas ganaderas en la hacienda la María en el municipio de Puerto Berrío (Ant.) (Doctoral dissertation, Corporación Universitaria Lasallista).*
- Blanco Niño, S. M. (2022). *Contribución profesional en las actividades pecuarias desarrolladas por la secretaria de planeación e infraestructura del municipio del Palmar Santander.*
- González, L. O., & Fernández, A. P. (2009). *Elaboración de un material didáctico multimedia para un tema específico de la asignatura Construcciones Agrícolas, como resultado del Curso de Orientación Pedagógica. Revista de educación y pensamiento, (16), 78-86.*
- Alvarado Romero, V. K. (2016). *Diseño de un sistema de contabilidad agropecuaria en la Unidad Académica Tunshi San Javier de la Facultad Ciencias Pecuarias de la Escuela Superior Politécnica de Chimborazo (Bachelor's thesis, Escuela Superior Politécnica de Chimborazo).*
- Francisco di Castri, L., Hájek, E. R., & Astudillo, V. (1962). *Importancia Pecuaria de los Ambientes Desfavorables Chilenos. Boletín de Producción Animal, 1, 1.*
- González Arreaga, G. F. (2005). *Efecto del espacio por animal, sobre el rendimiento productivo de los cerdos en la fase de finalización (Doctoral dissertation, Universidad de San Carlos de Guatemala).*
- González Arreaga, G. F. (2005). *Efecto del espacio por animal, sobre el rendimiento productivo de los cerdos en la fase de finalización (Doctoral dissertation, Universidad de San Carlos de Guatemala).*
- Ayers, R. S., & Westcot, D. W. (1987). *La calidad del agua en la agricultura.*
- Romero, C. G. (2006). *El control de las parasitosis en ganadería ecológica. Albéitar: publicación veterinaria independiente, (95), 32-35.*
- Nava, E. V., Morales, H. A., Mercado, Á. S. G., & Matus, R. A. (2016). *LA IMPORTANCIA DE LOS PROCEDIMIENTOS CONSTRUCTIVOS APLICADOS A CASA-HABITACIÓN. Revista Innova Ingeniería, 1(1), 10-10.*

Higiene pecuaria y su aplicacion

- CODIGO, J. E. A. (2015). HIGIENE Y SEGURIDAD LABORAL 358016A_223 TALLER N 3 GESTION EN HIGIENE Y SEGURIDAD LABORAL (Doctoral dissertation, UNIVERSIDAD NACIONAL ABIERTA).
- Requeijo Constenla, A. M. (2015). Estudio epidemiológico de la patología podológica en la edad escolar.
- Fernández, A., & Argote, E. Estrategias para la bioseguridad en instalaciones pecuarias intensivas. REVISTA ARGENTINA DE BIOSEGURIDAD ISSN 2346-9374, 36.
- Caja, G., Hernández-Jover, M., Ghirardi, J., Garin, D., & Mocket, J. H. (2002). Aplicación de la identificación electrónica a la trazabilidad del ganado y de la carne. Ganadería, 17, 48-56.
- SANTURTÚN E, TAPIA G.P., GONZÁLEZ-REBELES C, GALINDO F. Actitudes y percepciones de consumidores en la Ciudad de México, hacia atributos de la producción sustentable de alimentos de origen animal. Vet. Mex 2012; 43: 87-101.
- Bernabéu-Wittel, M., Alonso-Coello, P., Rico-Blázquez, M., del Campo, R. R., Gómez, S. S., & Vales, E. C. (2014). Desarrollo de guías de práctica clínica en pacientes con comorbilidad y pluripatología. Atención Primaria, 46(7), 385-392.
- NORMA Oficial Mexicana NOM-001-SAG/GAN-2015, Sistema Nacional de Identificación Animal para Bovinos y Colmenas. Diario oficial de la federación. Secretaria de Gobernación. DOF: 29/05/2015.
- Instituto Argentino de Normalización (1994).- Normas IRAM-IACC-ISO Sobre Gestión y Aseguramiento de la Calidad. Cuarta Edición ampliada en 1998.
- Ruiz, M. A. R. (1990). El comercio ganadero en el mercado nacional de talavera de la reina (toledo), y un estudio particular del comercio de ganado ovino (Doctoral dissertation, Universidad de Córdoba).
- Manual de bioseguridad. Universidad Nacional Autónoma de México. Facultad de medicina veterinaria y zootecnia. Actualización edición 1.
- Miranda-de la Lama, G. C. (2013). Transporte y logística pre-sacrificio: principios y tendencias en bienestar animal y su relación con la calidad de la carne. Veterinaria México, 44(1), 31-56.
- Calderón, J., Nahed, J., Sánchez, B., Herrera, O., Aguilar, R., & Parra, M. (2012). Estructura y función de la cadena productiva de carne de bovino en la ganadería ejidal de Tecpatán, Chiapas, México. Avances en Investigación Agropecuaria, 16(2), 45-62.
- Meré J., Santamaría P. & Fortín M., (1998). - Identificación Animal y Trazabilidad. Ministerio de Economía Obras y Servicios Públicos, Argentina.
- De Leon, J. G. M. P. (2007). Introducción al análisis de riesgos. Editorial Limusa.
- MICROPLASTICS, E. P. Contaminación emergente.
- Cartagena, C. J., & Mesa, G. A. P. (2011). Pesticidas tradicionales y contaminantes emergentes en la producción hortofrutícola. PRESENTACIÓN/PRESENTATION.
- Medidas de Bioseguridad en Unidades de Producción Pecuaria | Productora Nacional de Biológicos Veterinarios | Gobierno | gob.mx (www.gob.mx)
- Aspectos de Bioseguridad en Producción Pecuaria - BM Editores
- Manual Bovinos (innoquamexico.com)
- Sanidad animal en México, una historia llena de éxitos | Secretaría de Agricultura y Desarrollo Rural | Gobierno | gob.mx (www.gob.mx)

ACERCA DEL AUTOR

Isabelino Pérez Jiménez, nacío en Villahermosa, Tabasco, México, hijo de la Señora Isabel Jiménez De la Cruz+ y del Señor Manuel Pérez López+, estudio en la División Académica de Ciencias Agropecuarias de la Universidad Juárez Autónoma de Tabasco, la carrera de Medicina Veterinaria y Zootecnia, hizo un Diplomado en Formulación y Evaluación de Proyectos, estudio una Maestría en Administración de Negocios con especialidad en Calidad y Productividad, tiene más de 25 años como Docente en el Tecnológico Nacional de México campus Zona Olmeca, actualmente le gusta la actividad empresarial y colabora como Director de Operadora de Restaurantes El Carruaje S.A de C.V, le gusta la política y es amante de los animales.

"Hacia una producción de carnes limpias"

Isabelino Pérez Jiménez

isabelinoperezjimenez@gmail.com